Raffreddore e influenza
Casa naturale
Rimedi

Dottor Harry Rusden

Copyright © 2024 Dottor Harry Rusden
Va bene riservato

Sommario

1. **Introduzione**
   - Comprendere il comune raffreddore e l'influenza
   - Importanza dei rimedi domestici naturali

2. **Misure preventive**
   - Rafforzare l'immunità attraverso cambiamenti nella dieta e nello stile di vita
   - Pratiche igieniche per prevenire raffreddore e influenza

3. **Rimedi erboristici**
   - Echinacea: benefici e utilizzo
   - Sciroppo di sambuco: un elisir che potenzia il sistema immunitario
   - Aglio: antibiotico naturale
   - Zenzero: proprietà lenitive e antinfiammatorie

4. **Vitamine e integratori**
   - Vitamina C: supporto immunitario e sollievo dai sintomi
   - Zinco: riduce la durata del freddo e la gravità
   - Vitamina D: potenziamento della funzione immunitaria

5. **Idratazione e calore**
   - Importanza di un'adeguata idratazione
   - Liquidi caldi: Tisane, Brodi e Zuppe

6. **Terapia a vapore e inalazioni**
   - Inalazioni di vapore con oli essenziali
   - Irrigazione nasale con soluzione salina

7. **Riposa e dormi**
   - Il potere curativo del riposo
   - Creare un ambiente confortevole per dormire

8. **Umidificazione**
   - Utilizzo di umidificatori per alleviare la congestione
   - Metodi di umidificazione naturale

9. **Nutrizione e dieta**
   - Cibi da mangiare durante il raffreddore e l'influenza
   - Cibi da evitare

10. **Terapie alternative**
    - Agopuntura: riequilibrio del flusso energetico
    - Omeopatia: trattamento personalizzato dei sintomi

11. **Esercizio e movimento**
    - Esercizi delicati per alleviare i sintomi
    - Yoga e stretching per il relax

12. **Rimedi casalinghi per bambini**
    - Rimedi sicuri ed efficaci per i bambini
    - Dosaggio e precauzioni

13. **Quando rivolgersi al medico**
    - Segni di complicazioni
    - Consultare un operatore sanitario

14. **Conclusione**
    - Riepilogo dei punti chiave
    - Potenziare le pratiche di auto-cura per il raffreddore e l'influenza

Introduzione

Il comune raffreddore e l'influenza, spesso definiti influenza, sono malattie respiratorie diffuse causate da virus. Questi disturbi possono sconvolgere la vita quotidiana, causando sintomi come congestione, tosse, mal di gola, affaticamento e febbre. Mentre i farmaci da banco sono comunemente usati per alleviare il problema, i rimedi casalinghi naturali offrono alternative efficaci con minori effetti collaterali.

Comprendere i principi alla base dei rimedi naturali per il raffreddore e l'influenza consente alle persone di adottare misure proattive nella gestione della propria salute. Dal rafforzamento dell'immunità attraverso aggiustamenti della dieta e dello stile di vita allo sfruttamento delle proprietà curative di erbe e integratori, questa guida fornisce approfondimenti completi sugli approcci olistici per la prevenzione e il sollievo dei sintomi.

Incorporando questi rimedi naturali nella routine quotidiana, gli individui possono ridurre al minimo l'impatto del raffreddore e dell'influenza, promuovendo il benessere generale e la resilienza contro le malattie stagionali. Questa guida costituisce una risorsa preziosa per coloro che cercano strategie sicure, accessibili ed efficaci per supportare il proprio sistema immunitario e alleviare i sintomi in modo naturale.

Comprendere il comune raffreddore e l'influenza

Il comune raffreddore e l'influenza sono malattie respiratorie causate da virus, ma differiscono per gravità, durata e sintomi specifici.

1. **Raffreddore comune** :
    - Tipicamente causata dai rinovirus, ma può anche essere innescata da altri virus.
    - I sintomi includono naso che cola o chiuso, starnuti, mal di gola, tosse, lieve affaticamento e occasionalmente febbre di basso grado.
    - I sintomi del raffreddore di solito si sviluppano gradualmente e sono più lievi rispetto all'influenza.
    - Il tempo di recupero varia ma generalmente dura da pochi giorni a una settimana.

2. **Influenza (influenza)** :
    - Causato da virus influenzali (tipi A, B e raramente C).
    - I sintomi sono più gravi e improvvisi rispetto al comune raffreddore e possono includere febbre

alta, dolori muscolari, brividi, affaticamento, mal di testa e tosse secca.

- Complicazioni come polmonite, infezioni sinusali e peggioramento di condizioni mediche croniche sono più comuni con l'influenza.

- Il tempo di recupero può variare da una settimana a diverse settimane, a seconda della salute dell'individuo e della gravità della malattia.

Comprendere le differenze tra queste malattie respiratorie è fondamentale per una corretta gestione e trattamento. Sebbene sia il raffreddore che l'influenza siano contagiosi e si diffondano attraverso le goccioline respiratorie, le misure preventive e i rimedi naturali possono aiutare a ridurre il rischio di infezione e ad alleviare efficacemente i sintomi.

Importanza dei rimedi casalinghi naturali

1. **Effetti collaterali minimi** : I rimedi naturali hanno spesso meno effetti collaterali rispetto ai farmaci da banco, il che li rende più sicuri per l'uso a lungo termine e adatti a soggetti con sensibilità o allergie.

2. **Supporta il sistema immunitario** : Molti rimedi naturali funzionano supportando la risposta immunitaria del corpo, aiutando a rafforzare la capacità del sistema immunitario di combattere virus e infezioni.

3. **Accessibile e conveniente** : La maggior parte dei rimedi naturali può essere facilmente trovata in casa o acquistata a prezzi convenienti nei negozi o nei mercati locali, rendendoli accessibili a un'ampia gamma di individui.

4. **Approccio olistico** : I rimedi naturali spesso adottano un approccio olistico alla salute, affrontando non solo i sintomi ma anche gli squilibri sottostanti nel corpo, promuovendo il benessere generale.

5. **Personalizzabile** : I rimedi naturali possono essere adattati alle preferenze e alle esigenze individuali, consentendo piani di trattamento personalizzati che soddisfano sintomi e condizioni di salute specifici.

6. **Ridotta dipendenza dai farmaci** : Incorporando rimedi naturali nella routine quotidiana, gli individui possono ridurre la loro

dipendenza dai farmaci, portando ad un approccio più sostenibile alla gestione della salute.

7. **Promuove la cura di sé** : L'uso di rimedi naturali incoraggia le persone ad assumere un ruolo attivo nella propria salute e benessere, favorendo un senso di empowerment e autosufficienza.

8. **Rispettoso dell'ambiente** : Molti rimedi naturali derivano da piante ed erbe, il che li rende alternative rispettose dell'ambiente ai farmaci sintetici che possono avere un'impronta ecologica maggiore.

Nel complesso, i rimedi casalinghi naturali offrono un approccio delicato ma efficace per gestire disturbi comuni come raffreddore e influenza, promuovendo salute e benessere in modo sostenibile e accessibile.

Capitolo 1

Misure preventive

1. **Rafforzare l'immunità attraverso la dieta e la nutrizione** :
   - Incorporare alimenti che potenziano il sistema immunitario ricchi di vitamine (ad esempio frutta, verdura), minerali (ad esempio zinco, selenio) e antiossidanti (ad esempio frutti di bosco, tè verde).
   - Mantenere una dieta equilibrata per sostenere la salute generale e la funzione immunitaria.

2. **Pratiche igieniche** :
   - Lavarsi frequentemente le mani con acqua e sapone per almeno 20 secondi, soprattutto prima di mangiare, dopo aver usato il bagno e dopo aver tossito o starnutito.
   - Utilizzare un disinfettante per le mani con almeno il 60% di alcol quando non è possibile lavarsi le mani.
   - Evitare di toccare il viso, in particolare occhi, naso e bocca, per prevenire la diffusione di virus.

3. **Etichetta respiratoria corretta** :
   - Coprire bocca e naso con un fazzoletto o con il gomito quando si tossisce o si starnutisce.

- Smaltire correttamente i fazzoletti usati e lavarsi le mani subito dopo.
- Evitare il contatto ravvicinato con persone malate e restare a casa se si avvertono sintomi.

4. **Riposo e sonno adeguati** :
- Dare priorità a programmi di sonno regolari e puntare a 7-9 ore di sonno di qualità a notte per supportare la funzione immunitaria e la salute generale.

5. **Gestione dello stress** :
- Pratica tecniche di riduzione dello stress come la meditazione, esercizi di respirazione profonda, yoga o hobby per ridurre l'impatto dello stress sulla funzione immunitaria.

6. **Esercizio fisico regolare** :
- Impegnarsi in un'attività fisica moderata quasi tutti i giorni della settimana per migliorare la funzione immunitaria e il benessere generale.
- Mantenere la distanza sociale e seguire le linee guida di sicurezza durante l'attività fisica negli spazi pubblici.

7. **Rimani idratato** :
   - Bere molti liquidi, come acqua, tisane e brodi, per rimanere idratati e sostenere la salute delle mucose.

8. **Considerazioni ambientali** :
   - Mantenere gli ambienti interni ben ventilati per ridurre la concentrazione di virus presenti nell'aria.
   - Pulisci e disinfetta regolarmente le superfici toccate di frequente, comprese le maniglie delle porte, gli interruttori della luce e i dispositivi elettronici.

Implementando queste misure preventive, gli individui possono ridurre il rischio di contrarre e diffondere virus del raffreddore e dell'influenza, promuovendo un ambiente più sano per sé e per gli altri.

Rafforzare l'immunità attraverso cambiamenti nella dieta e nello stile di vita

1. **Dieta ricca di nutrienti** :
   - Incorpora una varietà di frutta, verdura, cereali integrali, proteine magre e grassi sani nei pasti quotidiani.

- Concentrarsi su alimenti ricchi di vitamine e minerali che rafforzano il sistema immunitario, tra cui vitamina C (agrumi, peperoni), vitamina D (pesce grasso, cibi arricchiti), zinco (carni magre, noci, semi) e selenio (noci del Brasile, frutti di mare).
- Limitare gli alimenti trasformati, gli snack zuccherati e l'assunzione eccessiva di caffeina e alcol, che possono compromettere la funzione immunitaria.

2. **Idratazione** :
- Bere una quantità adeguata di acqua durante la giornata per mantenere l'idratazione e sostenere i naturali processi di disintossicazione dell'organismo.
- Incorpora nella routine quotidiana bevande idratanti come tisane, acqua di cocco e brodi fatti in casa.

3. **Esercizio fisico regolare** :
- Impegnarsi in esercizi di moderata intensità per almeno 30 minuti quasi tutti i giorni della settimana per favorire la circolazione, ridurre l'infiammazione e supportare la funzione immunitaria.
- Scegli le attività che ti piacciono, come camminare, fare jogging, andare in bicicletta, yoga

o ballare, per rendere l'esercizio fisico una parte sostenibile del tuo stile di vita.

4. **Gestione dello stress** :
 - Pratica tecniche di riduzione dello stress come esercizi di respirazione profonda, meditazione, consapevolezza o rilassamento muscolare progressivo per abbassare i livelli di ormone dello stress e supportare la funzione immunitaria.
 - Incorporare attività antistress nella routine quotidiana, come trascorrere del tempo all'aria aperta, ascoltare musica o impegnarsi in hobby creativi.

5. **Sonno adeguato** :
 - Dare priorità alle pratiche di igiene del sonno, inclusa la definizione di un programma di sonno coerente, la creazione di una routine rilassante prima di andare a dormire e l'ottimizzazione delle condizioni ambientali del sonno (ad esempio, biancheria da letto confortevole, stanza buia, temperatura moderata).
 - Puntare a 7-9 ore di sonno di qualità a notte per supportare la funzione immunitaria, la funzione cognitiva e il benessere generale.

6. **Limita l'esposizione alle tossine** :
   - Ridurre al minimo l'esposizione alle tossine ambientali, come gli inquinanti atmosferici, i prodotti chimici domestici e il fumo di tabacco, che possono indebolire il sistema immunitario e aumentare la suscettibilità alle infezioni.
   - Utilizzare prodotti per la pulizia naturali, evitare il fumo e il fumo passivo e scegliere, quando possibile, prodotti biologici per ridurre l'esposizione alle tossine.

Apportando questi cambiamenti alla dieta e allo stile di vita, gli individui possono rafforzare il proprio sistema immunitario, migliorare la salute generale e ridurre il rischio di contrarre raffreddore, influenza e altre infezioni. La coerenza e l'equilibrio sono fondamentali per mantenere la resilienza immunitaria e il benessere a lungo termine.

Pratiche igieniche per prevenire raffreddore e influenza

1. **Lavaggio frequente delle mani** :
   - Lavarsi le mani con acqua e sapone per almeno 20 secondi, soprattutto dopo aver tossito,

starnutito, usato il bagno o toccato superfici comunemente toccate.

- Utilizzare un disinfettante per le mani contenente almeno il 60% di alcol se acqua e sapone non sono disponibili.

2. **Evita di toccare il viso** :
   - Astenersi dal toccare occhi, naso e bocca con le mani non lavate, poiché questi sono comuni punti di ingresso dei virus.
   - Utilizzare un fazzoletto o un gomito per coprire la bocca e il naso quando si tossisce o si starnutisce per prevenire la diffusione di goccioline respiratorie.

3. **Disinfetta le superfici toccate frequentemente** :
   - Pulisci e disinfetta regolarmente le superfici ad alto contatto come maniglie delle porte, interruttori della luce, controsoffitti e dispositivi elettronici utilizzando disinfettanti approvati dall'EPA.
   - Prestare particolare attenzione alle superfici condivise nelle aree comuni e negli spazi di lavoro.

4. **Pratica dell'etichetta respiratoria** :
   - Coprire bocca e naso con un fazzoletto o con il gomito quando si tossisce o starnutisce per

contenere le goccioline respiratorie e prevenire la diffusione di virus.

- Smaltire immediatamente i fazzoletti usati e poi lavarsi accuratamente le mani.

5. Mantieni la distanza :

- Praticare il distanziamento sociale rimanendo ad almeno 6 piedi di distanza da persone malate o che mostrano sintomi di malattia.

- Evitare contatti ravvicinati, comprese strette di mano e abbracci, con persone che potrebbero essere contagiose.

6. Utilizzare i Dispositivi di Protezione Individuale (DPI) :

- Indossare una maschera o una copertura per il viso negli ambienti pubblici, soprattutto quando il distanziamento sociale non è possibile, per ridurre la trasmissione di goccioline respiratorie.

- Sostituisci regolarmente le maschere e lava le maschere riutilizzabili dopo ogni utilizzo.

7. Promuovere l'igiene negli spazi condivisi :

- Incoraggiare pratiche di pulizia e igiene negli spazi condivisi come scuole, luoghi di lavoro e trasporti pubblici.

- Fornire disinfettante per le mani e fazzoletti in luoghi accessibili e incoraggiare il regolare lavaggio delle mani tra le persone.

8. **Resta a casa quando sei malato** :
   - Se avverti sintomi di raffreddore o influenza, resta a casa dal lavoro, da scuola e da altri luoghi pubblici per prevenire la diffusione della malattia ad altri.
   - Seguire le linee guida e le raccomandazioni sanitarie locali per quando è sicuro tornare alle normali attività.

Incorporando queste pratiche igieniche nella routine quotidiana, gli individui possono ridurre al minimo il rischio di contrarre e diffondere raffreddore, influenza e altre infezioni respiratorie, creando un ambiente più sano per se stessi e gli altri.

capitolo 2

Rimedi erboristici

1. **Echinacea (Echinacea purpurea):**
   - Nota per le sue proprietà di potenziamento immunitario, l'echinacea viene spesso utilizzata per ridurre la gravità e la durata dei sintomi del raffreddore.
   - Disponibile in varie forme, tra cui capsule, compresse, tinture e tè.
   - È meglio assumerlo alla comparsa dei sintomi per la massima efficacia.

2. **Sambuco (Sambucus nigra) :**
   - Lo sciroppo di sambuco è un rimedio popolare contro raffreddore e influenza grazie ai suoi effetti antivirali e immunostimolanti.
   - Ricco di antiossidanti, il sambuco può aiutare a ridurre l'infiammazione e promuovere la salute respiratoria.
   - Disponibile sotto forma di sciroppo, capsule e losanghe.

3. **Aglio (Allium sativum) :**
   - L'aglio ha proprietà antimicrobiche naturali che possono aiutare a combattere le infezioni e rafforzare la funzione immunitaria.

- Il consumo di aglio crudo o integratori di aglio può aiutare a prevenire e alleviare i sintomi del raffreddore e dell'influenza.
- Incorpora l'aglio nei pasti o assumi integratori di aglio per ottenere i migliori risultati.

4. **Zenzero (Zingiber officinale)** :
   - Lo zenzero ha proprietà antinfiammatorie e antivirali che possono aiutare ad alleviare i sintomi di raffreddore e influenza, inclusi mal di gola e congestione.
   - Bevi il tè allo zenzero, mastica lo zenzero crudo o aggiungi lo zenzero a zuppe, fritture e frullati per alleviare il dolore.
   - Per comodità sono disponibili anche integratori di zenzero.

5. **Menta piperita (Mentha piperita)** :
   - La menta piperita contiene mentolo, che può aiutare a lenire il mal di gola, ridurre la tosse e alleviare la congestione.
   - Bevi tè alla menta piperita o inala vapori di olio essenziale di menta piperita per alleviare le vie respiratorie.
   - Sono disponibili anche pastiglie e sciroppi alla menta piperita per alleviare i sintomi.

6. **Radice di liquirizia (Glycyrrhiza glabra)** :
   - La radice di liquirizia ha proprietà antivirali ed espettoranti che possono aiutare ad alleviare la tosse, il mal di gola e la congestione respiratoria.
   - Bevi tè alla radice di liquirizia o prendi integratori di radice di liquirizia come indicato per il supporto respiratorio.
   - Evita la radice di liquirizia se soffri di pressione alta o sei incinta.

7. **Origano (Origanum vulgare)** :
   - L'origano contiene composti come carvacrolo e timolo, che hanno effetti antimicrobici e di potenziamento immunitario.
   - Bere tè all'origano, utilizzare l'olio essenziale di origano nell'inalazione di vapore o aggiungere origano fresco o secco ai pasti per il supporto respiratorio.

8. **Curcuma (Curcuma longa)** :
   - La curcuma contiene curcumina, un composto dalle proprietà antinfiammatorie e antiossidanti che può aiutare ad alleviare i sintomi di raffreddore e influenza.
   - Bevi tè alla curcuma, aggiungi la curcuma al curry e alle zuppe o prendi integratori di curcuma per il supporto immunitario e il sollievo dei sintomi.

Prima di utilizzare rimedi erboristici, consulta un operatore sanitario, soprattutto se soffri di condizioni di salute di base o stai assumendo farmaci, per garantire sicurezza ed efficacia.

Echinacea: benefici e utilizzo

L'echinacea, derivata dalla pianta dell'echinacea viola (Echinacea purpurea), è rinomata per le sue proprietà di potenziamento immunitario ed è stata tradizionalmente utilizzata per prevenire e alleviare i sintomi di raffreddore, influenza e altre infezioni respiratorie. Ecco i suoi vantaggi e le linee guida per l'utilizzo:

1. **Supporto immunitario** :
   - L'echinacea stimola il sistema immunitario aumentando la produzione e l'attività dei globuli bianchi, che svolgono un ruolo cruciale nella lotta alle infezioni.
   - Contiene composti come alchilammidi, polisaccaridi e flavonoidi che hanno effetti di potenziamento immunitario.

2. **Riduzione della gravità e della durata dei sintomi** :
   - Gli studi suggeriscono che l'echinacea può aiutare a ridurre la gravità e la durata dei sintomi del raffreddore se assunta all'inizio della malattia.
   - Può alleviare sintomi come mal di gola, congestione, tosse e affaticamento, aiutando le persone a riprendersi più rapidamente.

3. **Proprietà antivirali e antiossidanti** :
   - L'echinacea presenta proprietà antivirali che possono inibire la replicazione dei virus del raffreddore e dell'influenza, aiutando a prevenire la diffusione dell'infezione.
   - Ha anche proprietà antiossidanti che proteggono le cellule dai danni causati dai radicali liberi, promuovendo la salute e il benessere generale.

4. **Effetti antinfiammatori** :
   - L'echinacea ha effetti antinfiammatori che possono aiutare a ridurre l'infiammazione delle vie respiratorie, alleviando sintomi come congestione nasale e irritazione della gola.

5. **Linee guida per l'uso** :
   - L'echinacea è disponibile in varie forme, tra cui capsule, compresse, tinture e tè.

- È meglio assumerlo all'inizio dei sintomi del raffreddore per la massima efficacia.
- Seguire le istruzioni di dosaggio fornite sull'etichetta del prodotto o consultare un operatore sanitario per consigli personalizzati.
- Evitare l'uso prolungato dell'echinacea, poiché potrebbe diminuire la sua efficacia nel tempo.
- Gli individui con disturbi autoimmuni, allergie alle piante della famiglia delle Asteraceae (come l'ambrosia) o determinate condizioni mediche dovrebbero consultare un operatore sanitario prima di utilizzare l'echinacea.

Nel complesso, l'echinacea può essere un prezioso rimedio naturale per sostenere la funzione immunitaria e alleviare i sintomi di raffreddore e influenza. Se usato in modo appropriato, può aiutare le persone a rafforzare le loro difese contro le infezioni respiratorie e promuovere un recupero più rapido.

Sciroppo di sambuco: un elisir che rinforza il sistema immunitario

Lo sciroppo di sambuco, derivato dalle bacche dell'albero di sambuco (Sambucus nigra), è rinomato per le sue proprietà immunostimolanti ed è stato utilizzato per secoli per prevenire e alleviare i sintomi di raffreddore, influenza e altre infezioni respiratorie. Ecco una panoramica dei suoi vantaggi e utilizzo:

1. **Supporto immunitario** :
   - Le bacche di sambuco sono ricche di vitamine A, B e C, nonché di flavonoidi e antiossidanti, che aiutano a rafforzare il sistema immunitario e migliorare la sua capacità di combattere le infezioni.
   - È stato dimostrato che gli antociani presenti nelle bacche di sambuco stimolano la produzione di citochine, proteine che regolano la risposta immunitaria.

2. **Proprietà antivirali** :
   - Lo sciroppo di sambuco contiene composti che inibiscono la replicazione dei virus del raffreddore e dell'influenza, impedendo loro di diffondersi e causare malattie.
   - Gli studi hanno dimostrato che lo sciroppo di sambuco può aiutare a ridurre la durata e la gravità dei sintomi del raffreddore e dell'influenza se assunto all'inizio della malattia.

3. **Effetti antinfiammatori** :
   - Le bacche di sambuco hanno proprietà antinfiammatorie che possono aiutare a ridurre l'infiammazione delle vie respiratorie, alleviando sintomi come congestione nasale, mal di gola e tosse.

4. **Ricco di antiossidanti** :
   - Le bacche di sambuco sono ricche di antiossidanti, come la quercetina e la rutina, che aiutano a proteggere le cellule dai danni causati dai radicali liberi e supportano la salute e il benessere generale.

5. **Linee guida per l'uso** :
   - Lo sciroppo di sambuco è disponibile in commercio o può essere preparato in casa utilizzando bacche di sambuco essiccate, acqua e miele o altri dolcificanti.
   - In genere si consiglia di assumere lo sciroppo di sambuco all'inizio dei sintomi del raffreddore o dell'influenza per la massima efficacia.
   - Seguire le istruzioni di dosaggio fornite sull'etichetta del prodotto o consultare un operatore sanitario per consigli personalizzati.
   - Lo sciroppo di sambuco può essere assunto da solo o mescolato con acqua, succo o tè per una bevanda piacevole e rilassante.

- Le persone con determinate condizioni mediche o allergie dovrebbero consultare un operatore sanitario prima di utilizzare lo sciroppo di sambuco.

Nel complesso, lo sciroppo di sambuco è un delizioso ed efficace elisir immunostimolante che può aiutare le persone a prevenire e alleviare i sintomi di raffreddore, influenza e altre infezioni respiratorie. Se utilizzato come parte di uno stile di vita sano, può supportare la funzione immunitaria e promuovere il benessere generale.

Aglio: antibiotico naturale

L'aglio (Allium sativum) è stato venerato per secoli per le sue potenti proprietà medicinali, guadagnandosi il soprannome di "antibiotico della natura". Ecco una panoramica dei suoi vantaggi e utilizzo:

1. **Proprietà antimicrobiche** :
   - L'aglio contiene allicina, un composto di zolfo con potenti proprietà antimicrobiche che possono aiutare a combattere batteri, virus, funghi e parassiti.

- L'allicina si forma quando l'aglio viene schiacciato, tritato o masticato, rilasciando i suoi benefici terapeutici.

2. **Supporto immunitario** :
   - L'aglio stimola il sistema immunitario aumentando la produzione e l'attività dei globuli bianchi, che svolgono un ruolo cruciale nella difesa dell'organismo dalle infezioni.
   - Il consumo regolare di aglio può aiutare a prevenire raffreddori, influenza e altre infezioni respiratorie.

3. **Salute cardiovascolare** :
   - È stato dimostrato che l'aglio abbassa la pressione sanguigna, riduce i livelli di colesterolo e migliora la circolazione sanguigna, riducendo così il rischio di malattie cardiache e ictus.
   - Le sue proprietà antinfiammatorie possono anche aiutare a prevenire lo sviluppo dell'aterosclerosi e migliorare la funzione cardiovascolare generale.

4. **Effetti antiossidanti** :
   - L'aglio è ricco di antiossidanti, come il selenio e la vitamina C, che aiutano a proteggere le cellule dal danno ossidativo causato dai radicali liberi.

- Gli antiossidanti svolgono un ruolo chiave nel ridurre l'infiammazione, rafforzare l'immunità e promuovere la salute generale e la longevità.

5. **Linee guida per l'uso** :
   - Incorpora regolarmente l'aglio fresco nei pasti per trarne benefici per la salute. L'aglio crudo è il più potente, ma l'aglio cotto conserva ancora molte delle sue proprietà medicinali.
   - Sono disponibili anche integratori di aglio, comprese capsule, compresse ed estratti di aglio, per coloro che preferiscono un'opzione più conveniente.
   - Schiacciare o tritare l'aglio e lasciarlo riposare per alcuni minuti prima di consumarlo per massimizzare la formazione di allicina.
   - Inizia con piccole quantità di aglio e aumenta gradualmente l'assunzione per evitare disturbi digestivi o forti odori.

6. **Precauzioni** :
   - Alcuni individui potrebbero essere allergici all'aglio o manifestare disturbi gastrointestinali, bruciore di stomaco o alitosi in caso di consumo eccessivo.
   - L'aglio può interagire con alcuni farmaci, inclusi anticoagulanti e farmaci per l'HIV/AIDS,

quindi consultare un operatore sanitario prima di utilizzare integratori di aglio.

Nel complesso, l'aglio è un rimedio naturale versatile e potente che può aiutare a sostenere la funzione immunitaria, promuovere la salute cardiovascolare e scongiurare le infezioni. Incorporare regolarmente l'aglio nella tua dieta può contribuire a un corpo più sano e più resistente.

Zenzero: Proprietà Lenitive e Antiinfiammatorie

Lo zenzero (Zingiber officinale) è rinomato per le sue proprietà lenitive e antinfiammatorie, che lo rendono un popolare rimedio naturale per vari disturbi. Ecco una panoramica dei suoi vantaggi e utilizzo:

1. **Effetti antinfiammatori** :
   - Lo zenzero contiene composti bioattivi come gingerolo, shogaol e paradol, che hanno potenti proprietà antinfiammatorie.
   - Questi composti aiutano a ridurre l'infiammazione nel corpo, alleviando i sintomi di condizioni come l'artrite, i dolori muscolari e le malattie infiammatorie intestinali.

2. **Supporto digestivo** :
   - Lo zenzero è stato utilizzato per secoli per aiutare la digestione e alleviare i disturbi gastrointestinali.
   - Aiuta a stimolare la produzione di saliva, a promuovere la motilità gastrica e a ridurre la nausea e il vomito, rendendolo particolarmente efficace contro la cinetosi, la nausea mattutina e la nausea indotta dalla chemioterapia.

3. **Potenziamento immunitario** :
   - Lo zenzero contiene antiossidanti che aiutano a rafforzare il sistema immunitario e a proteggere dallo stress ossidativo.
   - Il consumo regolare di zenzero può aiutare a ridurre il rischio di infezioni, inclusi raffreddore, influenza e malattie respiratorie.

4. **Proprietà lenitive** :
   - Lo zenzero ha un effetto riscaldante e calmante sul corpo, rendendolo utile per alleviare i sintomi di raffreddore, influenza e congestione respiratoria.
   - Può aiutare ad alleviare mal di gola, tosse e congestione nasale favorendo la circolazione e sciogliendo il muco.

5. **Sollievo dal dolore** :
   - Lo zenzero ha proprietà analgesiche che possono aiutare a ridurre il dolore e il disagio associati a mal di testa, crampi mestruali e tensione muscolare.
   - In alcuni casi può essere efficace quanto gli antidolorifici convenzionali, con meno effetti collaterali.

6. **Linee guida per l'uso** :
   - Incorpora lo zenzero fresco nei pasti grattugiandolo o affettandolo e aggiungendolo a fritture, zuppe, tè e frullati.
   - Bevi il tè allo zenzero lasciando in infusione le fette di zenzero fresco o le bustine di tè allo zenzero in acqua calda per ottenere una bevanda rilassante.
   - Masticare un pezzetto di zenzero fresco o succhiare caramelle allo zenzero per alleviare la nausea e l'indigestione.
   - Sono disponibili anche integratori di zenzero, compresse capsule, compresse ed estratti, per coloro che preferiscono una dose più concentrata.

7. **Precauzioni** :
   - Sebbene lo zenzero sia generalmente sicuro per la maggior parte delle persone, un consumo eccessivo può causare disturbi digestivi o interagire

con alcuni farmaci, inclusi anticoagulanti e farmaci per il diabete.

- Le donne incinte dovrebbero consultare un operatore sanitario prima di utilizzare integratori di zenzero, soprattutto in grandi quantità.

Nel complesso, lo zenzero è un rimedio naturale versatile ed efficace che può aiutare a lenire l'infiammazione, aiutare la digestione, rafforzare l'immunità e alleviare i sintomi di varie condizioni di salute. Incorporare lo zenzero nella tua routine quotidiana può promuovere la salute e il benessere generale.

capitolo 3

Vitamine e integratori

1. **Vitamina C** :
   - Supporta la funzione immunitaria e aiuta a ridurre la durata e la gravità dei sintomi del raffreddore.
   - Si trova negli agrumi, nelle fragole, nei kiwi, nei peperoni e negli integratori.

2. **Zinco** :
   - Svolge un ruolo nella funzione immunitaria e può aiutare a ridurre la durata del raffreddore se assunto alla comparsa dei sintomi.
   - Si trova nei crostacei, nella carne, nelle noci, nei semi e negli integratori.

3. **Vitamina D** :
   - Supporta la funzione immunitaria e può ridurre il rischio di infezioni respiratorie.
   - Ottenuto dall'esposizione alla luce solare, pesce grasso, latticini fortificati e integratori.

4. **Echinacea** :
   - Rimedio a base di erbe noto per le sue proprietà di potenziamento immunitario e capacità di ridurre i sintomi del raffreddore.

- Disponibile in varie forme, tra cui capsule, compresse, tinture e tè.

5. **Sambuco** :
   - Ricco di antiossidanti e flavonoidi, il sambuco può aiutare a rafforzare il sistema immunitario e ridurre la gravità e la durata dei sintomi del raffreddore e dell'influenza.
   - Disponibile sotto forma di sciroppo, capsule e losanghe.

6. **Aglio** :
   - Contiene composti con proprietà antimicrobiche e immunostimolanti che possono aiutare a prevenire e alleviare i sintomi del raffreddore e dell'influenza.
   - Consumato crudo, cotto o sotto forma di integratore.

7. **Probiotici** :
   - Batteri benefici che supportano la salute dell'intestino e possono aiutare a rafforzare il sistema immunitario.
   - Si trova nello yogurt, nel kefir, nei crauti e negli integratori.

8. **Echinacea** :
   - Rimedio a base di erbe noto per le sue proprietà di potenziamento immunitario e capacità di ridurre i sintomi del raffreddore.
   - Disponibile in varie forme, tra cui capsule, compresse, tinture e tè.

9. **Sambuco** :
   - Ricco di antiossidanti e flavonoidi, il sambuco può aiutare a rafforzare il sistema immunitario e ridurre la gravità e la durata dei sintomi del raffreddore e dell'influenza.
   - Disponibile sotto forma di sciroppo, capsule e losanghe.

10. **Aglio** :
    - Contiene composti con proprietà antimicrobiche e immunostimolanti che possono aiutare a prevenire e alleviare i sintomi del raffreddore e dell'influenza.
    - Consumato crudo, cotto o sotto forma di integratore.

11. **Probiotici** :
    - Batteri benefici che supportano la salute dell'intestino e possono aiutare a rafforzare il sistema immunitario.

- Si trova nello yogurt, nel kefir, nei crauti e negli integratori.

12. **Acidi grassi Omega-3** :
- Hanno proprietà antinfiammatorie che possono aiutare a ridurre l'infiammazione e supportare la funzione immunitaria.
- Si trova nei pesci grassi, nei semi di lino, nei semi di chia e negli integratori.

13. **Vitamina E** :
- Un antiossidante che aiuta a proteggere le cellule dai danni e supporta la funzione immunitaria.
- Si trova nella frutta secca, nei semi, negli oli vegetali e negli integratori.

14. **Vitamina A** :
- Essenziale per la funzione immunitaria e il mantenimento della salute delle mucose.
- Trovato nel fegato, nelle uova, nei latticini e negli integratori.

Quando si considerano gli integratori, è importante consultare un operatore sanitario per determinare il dosaggio appropriato e garantire la compatibilità con altri farmaci o condizioni mediche. Inoltre, ottenere nutrienti da una dieta equilibrata è l'ideale quando possibile.

Vitamina C: supporto immunitario e sollievo dai sintomi

La vitamina C, nota anche come acido ascorbico, è un potente antiossidante che svolge un ruolo cruciale nel supportare la funzione immunitaria e alleviare i sintomi delle infezioni respiratorie come raffreddore e influenza. Ecco una panoramica dei suoi vantaggi e utilizzo:

1. **Supporto immunitario** :
   - La vitamina C migliora la funzione di varie cellule immunitarie, inclusi neutrofili, linfociti e fagociti, che aiutano a difendere il corpo dalle infezioni.
   - Stimola la produzione di globuli bianchi e di anticorpi, componenti essenziali della risposta del sistema immunitario agli agenti patogeni.

2. **Proprietà antiossidanti** :
   - La vitamina C è un potente antiossidante che aiuta a proteggere le cellule dallo stress ossidativo causato dai radicali liberi.

- Neutralizzando i radicali liberi, la vitamina C aiuta a ridurre l'infiammazione e supporta la funzione immunitaria generale.

3. **Durata e gravità ridotte dei sintomi** :
   - Gli studi hanno dimostrato che l'integrazione di vitamina C può aiutare a ridurre la durata e la gravità dei sintomi del raffreddore.
   - Può aiutare ad alleviare sintomi come congestione nasale, mal di gola, tosse e affaticamento, consentendo alle persone di riprendersi più rapidamente.

4. **Produzione di collagene migliorata** :
   - La vitamina C è essenziale per la sintesi del collagene, una proteina strutturale che sostiene la pelle, le mucose e i tessuti connettivi.
   - Un adeguato apporto di vitamina C favorisce la guarigione delle ferite e rafforza le barriere naturali dell'organismo contro gli agenti patogeni.

5. **Linee guida per l'uso** :
   - La vitamina C si trova naturalmente nella frutta e nella verdura, inclusi agrumi, fragole, kiwi, peperoni e verdure a foglia verde.
   - È disponibile anche in forma supplementare, compresse capsule, compresse, polveri e compresse masticabili.

- Durante la stagione del raffreddore e dell'influenza o quando si avvertono sintomi di infezioni respiratorie, prendere in considerazione l'aumento dell'assunzione di vitamina C attraverso la dieta e gli integratori.
- Seguire le istruzioni di dosaggio fornite sull'etichetta del prodotto o consultare un operatore sanitario per consigli personalizzati.
- Gli integratori di vitamina C sono generalmente sicuri per la maggior parte delle persone se assunti nelle dosi raccomandate, ma un'assunzione eccessiva può causare disturbi digestivi in alcuni individui.

6. **Precauzioni** :
- Gli individui con determinate condizioni mediche, come calcoli renali o disturbi da sovraccarico di ferro, dovrebbero consultare un operatore sanitario prima di assumere integratori di vitamina C ad alte dosi.
- Le donne incinte e che allattano dovrebbero anche consultare un medico prima di integrare con vitamina C per garantire la sicurezza per se stesse e per il loro bambino.

Nel complesso, la vitamina C è un nutriente prezioso per supportare la funzione immunitaria, ridurre la gravità e la durata dei sintomi del raffreddore e promuovere la salute e il benessere generale. Incorporare alimenti ricchi di vitamina C nella dieta e considerare l'integrazione quando necessario può aiutare a ottimizzare la salute immunitaria e la resilienza contro le infezioni respiratorie.

Zinco: abbrevia la durata del raffreddore e riduce la gravità

Lo zinco è un minerale che svolge un ruolo cruciale in vari processi fisiologici, inclusa la funzione immunitaria. Ecco una panoramica di come lo zinco può aiutare ad abbreviare la durata e ridurre la gravità del raffreddore:

1. **Supporto immunitario** :
   - Lo zinco è essenziale per il corretto funzionamento delle cellule immunitarie, comprese le cellule T, le cellule B e le cellule killer naturali, che aiutano a combattere le infezioni.
   - Livelli adeguati di zinco sono necessari per mantenere una risposta immunitaria robusta e ridurre la suscettibilità alle infezioni respiratorie come il raffreddore.

2. **Proprietà antivirali** :
   - È stato dimostrato che lo zinco ha effetti antivirali diretti contro i virus che causano il raffreddore, come i rinovirus e i coronavirus.
   - Inibisce la replicazione virale e può aiutare a prevenire la diffusione dei virus all'interno del corpo, riducendo la gravità e la durata dei sintomi del raffreddore.

3. **Durata del freddo ridotta** :
   - Gli studi hanno scoperto che l'integrazione di zinco può aiutare a ridurre la durata del raffreddore se assunta entro 24 ore dall'insorgenza dei sintomi.
   - A questo scopo vengono comunemente utilizzate pastiglie di zinco o formulazioni di sciroppi contenenti acetato di zinco o gluconato di zinco.

4. **Sollievo dai sintomi** :
   - Lo zinco può anche aiutare ad alleviare i sintomi del raffreddore, come congestione nasale, mal di gola, tosse e starnuti.
   - Ha proprietà mucolitiche che possono aiutare a sciogliere il muco e migliorare la funzione respiratoria, facilitando la respirazione.

5. **Linee guida per l'uso** :
- Lo zinco si trova naturalmente in vari alimenti, tra cui carne, crostacei, noci, semi, latticini e cereali integrali.
- Gli integratori di zinco sono disponibili in diverse forme, tra cui compresse, capsule, pastiglie e sciroppi.
- Quando si utilizzano pastiglie o sciroppi di zinco per alleviare il raffreddore, è importante iniziare a prenderli al primo segno di sintomi e continuare per la durata consigliata sull'etichetta del prodotto.
- Seguire le istruzioni di dosaggio fornite sull'etichetta del prodotto o consultare un operatore sanitario per consigli personalizzati.
- Un'assunzione eccessiva di integratori di zinco può portare a effetti avversi, come nausea, vomito e diarrea, quindi è essenziale attenersi alle dosi raccomandate.

6. **Precauzioni** :
- Gli individui con determinate condizioni mediche, come la malattia di Wilson o l'emocromatosi, dovrebbero consultare un operatore sanitario prima di integrare con zinco.
- Anche le donne incinte e che allattano dovrebbero consultare un medico prima di

utilizzare integratori di zinco per garantire la sicurezza propria e del proprio bambino.

Nel complesso, lo zinco è un nutriente prezioso per supportare la funzione immunitaria e ridurre la gravità e la durata dei sintomi del raffreddore. Incorporare alimenti ricchi di zinco nella dieta e considerare l'integrazione quando necessario può aiutare a migliorare la salute immunitaria e la resilienza contro le infezioni respiratorie.

Vitamina D: potenzia la funzione immunitaria

La vitamina D è una vitamina liposolubile che svolge un ruolo cruciale nel supportare la funzione immunitaria e la salute generale. Ecco una panoramica di come la vitamina D può migliorare la funzione immunitaria:

1. **Regolazione della risposta immunitaria** :
    - La vitamina D svolge un ruolo nella modulazione delle risposte immunitarie innate e adattative, aiutando a mantenere l'omeostasi immunitaria e prevenendo un'infiammazione eccessiva.

- Migliora la funzione di varie cellule immunitarie, inclusi macrofagi, cellule T e cellule B, che svolgono un ruolo chiave nel riconoscere ed eliminare gli agenti patogeni.

2. **Proprietà antimicrobiche** :
   - È stato dimostrato che la vitamina D ha effetti antimicrobici diretti contro un'ampia gamma di agenti patogeni, inclusi batteri, virus e funghi.
   - Aiuta a stimolare la produzione di peptidi antimicrobici, come la catelicidina e le defensine, che possono distruggere i microrganismi invasori e proteggere dalle infezioni.

3. **Riduzione del rischio di infezioni respiratorie** :
   - Livelli adeguati di vitamina D sono stati associati a un ridotto rischio di infezioni respiratorie, inclusi raffreddore, influenza e polmonite.
   - La carenza di vitamina D è stata collegata ad una maggiore suscettibilità alle malattie respiratorie, soprattutto durante i mesi invernali quando l'esposizione alla luce solare è limitata.

4. **Effetti antinfiammatori** :
   - La vitamina D aiuta a regolare la produzione di citochine proinfiammatorie, riducendo

l'infiammazione e promuovendo la tolleranza immunitaria.

- Modulando le risposte immunitarie, la vitamina D può aiutare a prevenire condizioni infiammatorie croniche e malattie autoimmuni.

5. **Linee guida per l'uso** :
   - La vitamina D viene sintetizzata dalla pelle dopo l'esposizione alla luce solare, ma può anche essere ottenuta da fonti alimentari e integratori.
   - Gli alimenti ricchi di vitamina D includono pesce grasso (ad esempio salmone, sgombro, tonno), tuorli d'uovo, latticini fortificati e cereali fortificati.
   - Gli integratori di vitamina D sono disponibili in varie forme, tra cui capsule, compresse e gocce liquide.
   - La dose giornaliera raccomandata (RDA) di vitamina D varia a seconda dell'età, del sesso e di altri fattori. In genere si consiglia di mirare a livelli ematici di 25-idrossivitamina D (la forma circolante della vitamina D) compresi tra 30 e 50 ng/ml per una salute ottimale.
   - Gli individui con un'esposizione solare limitata, con carnagione più scura, gli anziani e quelli con determinate condizioni mediche possono trarre beneficio dall'integrazione di vitamina D.

6. **Precauzioni** :

- Sebbene la tossicità della vitamina D sia rara, l'assunzione eccessiva di integratori di vitamina D può portare a ipercalcemia (livelli elevati di calcio nel sangue) e altri effetti avversi.

- È importante monitorare regolarmente i livelli di vitamina D e consultare un operatore sanitario per consigli personalizzati sull'integrazione.

Nel complesso, la vitamina D svolge un ruolo fondamentale nel migliorare la funzione immunitaria e nella protezione dalle infezioni respiratorie. Garantire un'adeguata assunzione di vitamina D attraverso l'esposizione alla luce solare, fonti alimentari e integratori può aiutare a sostenere la salute immunitaria e il benessere generale.

capitolo 4

Idratazione e Calore

1. **Idratazione** :
   - Bere una quantità adeguata di acqua è essenziale per mantenere i livelli di idratazione, sostenere la salute generale e facilitare i naturali processi di disintossicazione del corpo.
   - Una corretta idratazione aiuta a mantenere umide le mucose del tratto respiratorio, il che può aiutare a prevenire irritazioni e disturbi associati a raffreddore e influenza.
   - Cercare di bere almeno 8-10 bicchieri d'acqua al giorno e aumentare l'assunzione di liquidi quando si avvertono sintomi di infezioni respiratorie per prevenire la disidratazione.

2. **Liquidi caldi** :
   - Consumare liquidi caldi come tisane, brodi, zuppe e acqua tiepida con limone può fornire sollievo calmante per mal di gola, congestione nasale e tosse.
   - I liquidi caldi aiutano a idratare il corpo, a sciogliere il muco e ad alleviare i sintomi respiratori favorendo il rilassamento e migliorando la circolazione.

- L'aggiunta di ingredienti come zenzero, miele, limone e cannella alle bevande calde può migliorare le loro proprietà terapeutiche e fornire ulteriore supporto immunitario.

3. **Umidità** :
    - L'uso di un umidificatore in casa, soprattutto durante i mesi invernali quando l'aria interna tende ad essere secca, può aiutare a mantenere livelli di umidità ottimali e prevenire la secchezza delle vie respiratorie.
    - L'aria umida può lenire i passaggi nasali irritati, ridurre la congestione e favorire una respirazione più confortevole, in particolare per le persone con raffreddore o influenza.

4. **Calore** :
    - Mantenere il corpo caldo e una temperatura ambiente confortevole è importante per supportare la funzione immunitaria e prevenire la perdita di calore durante i periodi di malattia.
    - Vestirsi a strati, usare coperte e stare in casa in un ambiente riscaldato può aiutare a mantenere la temperatura corporea e favorire comfort e relax.
    - Evitare l'esposizione a temperature fredde e correnti d'aria può aiutare a prevenire ulteriore stress sul sistema immunitario e l'esacerbazione dei sintomi.

5. **Inalazione di vapore** :
   - L'inalazione di vapore da una ciotola di acqua calda o da un inalatore di vapore può aiutare a idratare i passaggi nasali, eliminare la congestione e fornire sollievo dalla pressione sinusale e dal mal di testa.
   - L'aggiunta di oli essenziali come eucalipto, menta piperita o olio dell'albero del tè al vapore può potenziarne gli effetti terapeutici e favorire il comfort respiratorio.

6. **Bagni caldi** :
   - Fare un bagno caldo con sali di Epsom, oli essenziali o bombe da bagno può aiutare a rilassare i muscoli, ridurre lo stress e promuovere il benessere generale durante i periodi di malattia.
   - Aggiungere ingredienti lenitivi come farina d'avena o bicarbonato di sodio all'acqua del bagno può aiutare ad alleviare l'irritazione della pelle e favorire l'idratazione.

Dando priorità all'idratazione e al calore, gli individui possono sostenere il proprio sistema immunitario, alleviare i sintomi delle infezioni respiratorie e promuovere il comfort e il benessere generale durante la stagione del raffreddore e dell'influenza. Incorporare liquidi caldi, umidità e tecniche di rilassamento nella routine quotidiana può aiutare a migliorare la resilienza immunitaria e facilitare il recupero dalla malattia.

Importanza di un'adeguata idratazione

1. **Funzionamento ottimale del corpo** :
   - Un'adeguata idratazione è essenziale per mantenere il funzionamento ottimale del corpo. L'acqua svolge un ruolo fondamentale in quasi tutti i processi corporei, tra cui la digestione, la circolazione, la regolazione della temperatura e l'eliminazione dei rifiuti.

2. **Salute cellulare** :
   - L'acqua è il componente principale delle cellule e dei tessuti del corpo. Una corretta idratazione garantisce che le cellule ricevano nutrienti essenziali e ossigeno mentre rimuovono i prodotti di scarto e le tossine, promuovendo la salute e la funzione cellulare.

3. **Idratazione delle mucose** :
   - Un'adeguata idratazione aiuta a mantenere umide e lubrificate le mucose delle vie respiratorie, dell'apparato digerente e delle vie urinarie. Le mucose umide sono in grado di intrappolare meglio gli agenti patogeni e prevenire le infezioni.

4. **Supporta la funzione immunitaria** :
   - Rimanere idratati è fondamentale per supportare la funzione immunitaria. L'acqua aiuta a trasportare le cellule immunitarie in tutto il corpo e facilita l'eliminazione di agenti patogeni e tossine, riducendo il rischio di malattie e infezioni.

5. **Disintossicazione** :
   - L'idratazione è essenziale per i corretti processi di disintossicazione dell'organismo. L'acqua aiuta a eliminare le tossine, i prodotti di scarto metabolico e altre sostanze nocive attraverso l'urina, il sudore e i movimenti intestinali, promuovendo la salute e il benessere generale.

6. **Funzione cognitiva** :
   - La disidratazione può compromettere la funzione cognitiva, portando a diminuzione della concentrazione, affaticamento e disturbi dell'umore. Rimanere idratati aiuta a mantenere la lucidità mentale, la vigilanza e le prestazioni cognitive.

7. **Prestazione fisica** :
   - Una corretta idratazione è fondamentale per le prestazioni atletiche e la resistenza fisica. La disidratazione può portare a crampi muscolari, affaticamento e diminuzione delle prestazioni

fisiche. Bere acqua prima, durante e dopo l'attività fisica aiuta a mantenere i livelli di idratazione e a ottimizzare le prestazioni.

8. Regolazione della temperatura corporea :

- L'acqua aiuta a regolare la temperatura corporea facilitando la produzione e l'evaporazione del sudore, che aiuta a rinfrescare il corpo durante i periodi di stress da caldo o di sforzo fisico.

9. Prevenzione della disidratazione :

- La disidratazione si verifica quando il corpo perde più acqua di quanta ne assorbe, causando sintomi come sete, secchezza delle fauci, mal di testa, vertigini e urine scure. La disidratazione cronica può avere gravi conseguenze sulla salute e dovrebbe essere evitata mantenendo un'adeguata assunzione di liquidi.

10. Salute e benessere generale :

- Un'adeguata idratazione è essenziale per la salute e il benessere generale. Supporta la corretta funzione degli organi, mantiene l'equilibrio elettrolitico e promuove la vitalità e la longevità.

In conclusione, rimanere adeguatamente idratati è fondamentale per mantenere una salute ottimale, supportare la funzione immunitaria, promuovere la disintossicazione e migliorare le prestazioni fisiche e cognitive. È fondamentale bere acqua regolarmente durante la giornata e prestare attenzione ai segnali della sete per garantire una corretta idratazione e benessere.

Liquidi caldi: Tisane, Brodi e Zuppe

1. **Tisane** :
   - Le tisane, come camomilla, zenzero, menta piperita ed echinacea, offrono sollievo calmante per i sintomi del raffreddore e dell'influenza.
   - Il tè alla camomilla calma i nervi e favorisce il sonno.
   - Il tè allo zenzero riduce l'infiammazione e allevia la nausea.
   - Il tè alla menta piperita allevia la congestione e aiuta la digestione.
   - Il tè all'echinacea aumenta l'immunità e riduce la gravità del raffreddore.

2. **Brodi** :
   - I brodi di pollo o vegetali sono idratanti e ricchi di sostanze nutritive, fornendo elettroliti, vitamine e minerali.

- I brodi leniscono il mal di gola, reintegrano i nutrienti e supportano la funzione immunitaria.
- Il brodo caldo conforta e nutre durante la malattia.

3. **Zuppe** :
- Le zuppe calde con verdure, proteine ed erbe aromatiche sono pasti confortanti e curativi.
- La zuppa di noodle al pollo idrata, fornisce sostanze nutritive e riduce l'infiammazione.
- L'aggiunta di aglio, cipolle e curcuma migliora il supporto immunitario e la salute respiratoria.

4. **Acqua tiepida con limone e miele** :
- L'acqua tiepida con limone e miele lenisce il mal di gola e la tosse.
- Il limone fornisce vitamina C e antiossidanti, mentre il miele offre proprietà antimicrobiche.
- L'aggiunta di zenzero o cannella migliora il sapore e i benefici per il sistema immunitario.

5. **Suggerimenti per l'utilizzo** :
- Bevi liquidi caldi regolarmente durante il giorno per idratarti e nutrirti.
- Optare per brodi e zuppe a basso contenuto di sodio o fatti in casa per un'alimentazione ottimale.

- Sperimenta erbe, spezie e ingredienti per adattare i liquidi caldi alle preferenze personali e alle esigenze di salute.

Incorporare tisane, brodi e zuppe nella dieta fornisce idratazione, conforto e supporto nutrizionale durante raffreddore, influenza e infezioni respiratorie. Queste bevande alleviano i sintomi e promuovono la funzione immunitaria, favorendo un recupero più rapido.

Capitolo 5

Terapia a vapore e inalazioni

1. **Inalazione di vapore** :
   - L'inalazione di vapore comporta l'inalazione di aria calda e umida per aiutare ad alleviare la congestione e i sintomi respiratori.
   - Far bollire l'acqua in una pentola e togliere dal fuoco. Appoggiati sulla pentola con un asciugamano drappeggiato sulla testa per intrappolare il vapore, quindi inspira profondamente attraverso il naso per diversi minuti.
   - In alternativa, utilizzare un inalatore di vapore o un vaporizzatore facciale per comodità e erogazione mirata di vapore ai passaggi nasali e alla gola.

2. **Vantaggi** :
   - L'umidità del vapore aiuta a idratare e lenire i passaggi nasali, la gola e i bronchi irritati, fornendo sollievo dalla congestione, dalla pressione sinusale e dalla tosse.
   - Il vapore aiuta a sciogliere muco e catarro, facilitandone l'espulsione dalle vie respiratorie e migliorando la respirazione.
   - L'inalazione di vapore può anche aiutare a ridurre l'infiammazione e l'irritazione delle vie

respiratorie, donando comfort e favorendo il rilassamento.

3. **Additivi** :
   - L'aggiunta di oli essenziali come eucalipto, menta piperita o olio dell'albero del tè al vapore può potenziarne gli effetti terapeutici.
   - Questi oli hanno proprietà antimicrobiche, decongestionanti e antinfiammatorie che possono alleviare ulteriormente i sintomi respiratori e favorire la guarigione.

4. **Suggerimenti per l'utilizzo** :
   - Eseguire sessioni di inalazione di vapore 2-3 volte al giorno o secondo necessità per alleviare i sintomi.
   - Fare attenzione a evitare ustioni dovute al vapore caldo, soprattutto con i bambini piccoli o le persone con pelle sensibile.
   - Mantenere una distanza di sicurezza dalla fonte di vapore per evitare scottature o scottature accidentali.
   - Se si utilizzano oli essenziali, iniziare con una piccola quantità e diluire adeguatamente per evitare irritazioni o reazioni allergiche.
   - La terapia a vapore può essere combinata con altri rimedi casalinghi come tisane, idratazione e

riposo per un maggiore sollievo dai sintomi e un recupero più rapido dalle infezioni respiratorie.

Incorporare la terapia del vapore e le inalazioni nella routine di auto-cura può fornire un sollievo efficace dalla congestione, dalla pressione sinusale e dal disagio respiratorio associato a raffreddore, influenza e altre infezioni respiratorie. Questo rimedio naturale è facile da usare e può essere personalizzato con oli essenziali per ulteriori benefici terapeutici.

Inalazioni di vapore con oli essenziali

1. **Preparazione** :
    - Fai bollire l'acqua in una pentola o usa un vaporizzatore facciale per produrre vapore. Togliere dal fuoco e trasferire l'acqua calda in una ciotola resistente al calore.
    - Aggiungere 2-3 gocce di olio essenziale all'acqua calda. Le scelte più popolari includono eucalipto, menta piperita, melaleuca, lavanda e rosmarino.

2. **Tecnica di inalazione** :
   - Posizionarsi comodamente sopra la ciotola dell'acqua calda, mantenendo una distanza di sicurezza per evitare scottature.
   - Chiudi gli occhi e metti un asciugamano sulla testa per creare una tenda, intrappolando il vapore all'interno.
   - Inspira profondamente e lentamente attraverso il naso, permettendo al vapore aromatico di penetrare nei passaggi nasali e nelle vie respiratorie.

3. **Benefici degli oli essenziali** :
   - Olio di eucalipto: agisce come decongestionante, alleviando la congestione nasale e la pressione dei seni. Ha anche proprietà antimicrobiche che possono aiutare a combattere le infezioni respiratorie.
   - Olio di menta piperita: fornisce una sensazione rinfrescante e aiuta a pulire i passaggi nasali. Ha proprietà antivirali e antinfiammatorie che possono alleviare i sintomi respiratori.
   - Olio dell'albero del tè: noto per le sue proprietà antimicrobiche e di potenziamento immunitario, l'olio dell'albero del tè può aiutare a combattere le infezioni respiratorie e lenire le vie respiratorie infiammate.

- Olio di lavanda: calmante e rilassante, l'olio di lavanda può aiutare a ridurre lo stress e favorire un sonno ristoratore, il che è utile durante la malattia.
- Olio di rosmarino: contiene composti che supportano la salute respiratoria e possono aiutare ad alleviare la tosse e la congestione.

4. **Considerazioni sulla sicurezza** :
- Prestare attenzione quando si maneggiano gli oli essenziali, poiché sono potenti e possono causare irritazione alla pelle o reazioni allergiche in alcuni individui. Diluirli sempre adeguatamente prima dell'uso.
- Inizia con una bassa concentrazione di olio essenziale e adattala in base alle preferenze e alla tolleranza personali.
- Tenere gli oli essenziali fuori dalla portata dei bambini e degli animali domestici ed evitare il contatto con gli occhi e le mucose.
- Se si verificano reazioni avverse o disagio, interrompere immediatamente l'uso e consultare un medico, se necessario.

5. **Frequenza e Durata** :
- Eseguire inalazioni di vapore con oli essenziali 1-2 volte al giorno o secondo necessità per alleviare i sintomi respiratori.

- Ogni sessione può durare 5-10 minuti, ma evitare l'esposizione prolungata al vapore per prevenire disidratazione o irritazioni della pelle.

L'uso dell'inalazione di vapore con oli essenziali è un modo naturale ed efficace per alleviare la congestione, la pressione sinusale e il disagio respiratorio durante raffreddore, influenza e altre infezioni respiratorie. Sfrutta i benefici terapeutici del vapore e degli oli essenziali per promuovere la salute e il benessere respiratorio.

Irrigazione nasale con soluzione salina

1. **Preparazione :**
   - Preparare una soluzione salina mescolando 1 cucchiaino di sale non iodato (come sale marino o sale kosher) con 2 tazze di acqua tiepida distillata o sterile. Assicurarsi che l'acqua sia adeguatamente sterilizzata per prevenire infezioni.
   - Facoltativamente, aggiungere un pizzico di bicarbonato di sodio alla soluzione salina per aiutare a lenire i passaggi nasali e ridurre l'irritazione.

2. **Tecnica di irrigazione nasale** :
   - Mettiti sopra un lavandino o una bacinella e inclina leggermente la testa in avanti.
   - Inserire delicatamente la punta di un neti pot, di una bottiglia da spremere o di un dispositivo per l'irrigazione nasale in una narice.
   - Inclinare il dispositivo in modo che la soluzione salina entri nella narice ed esca dalla narice opposta. Respira attraverso la bocca durante il processo.
   - Consentire alla soluzione salina di fluire liberamente attraverso i passaggi nasali, eliminando muco, allergeni e sostanze irritanti. Evitare di ingerire la soluzione salina.
   - Ripetere l'operazione con l'altra narice.

3. **Benefici dell'irrigazione nasale** :
   - Cancella i passaggi nasali: l'irrigazione nasale aiuta a rimuovere il muco in eccesso, gli allergeni e le sostanze irritanti dai passaggi nasali, fornendo sollievo dalla congestione e dalla pressione del seno.
   - Riduce l'infiammazione: la soluzione salina aiuta a lenire i tessuti nasali infiammati e a ridurre il gonfiore, favorendo una respirazione più facile.
   - Idrata i passaggi nasali: l'irrigazione nasale idrata i passaggi nasali secchi, alleviando il disagio e prevenendo ulteriori irritazioni.

- Promuove la salute dei seni: l'irrigazione nasale regolare può aiutare a prevenire le infezioni dei seni e promuovere la salute generale dei seni mantenendo i passaggi nasali puliti e liberi.

4. **Considerazioni sulla sicurezza** :
   - Utilizzare solo acqua sterile o distillata per l'irrigazione nasale per evitare di introdurre batteri o organismi nocivi nei passaggi nasali.
   - Assicurarsi che la soluzione salina sia adeguatamente miscelata alla concentrazione corretta per prevenire irritazioni.
   - Evita l'irrigazione nasale se hai una grave ostruzione nasale, un setto deviato o un recente sanguinamento dal naso, poiché potrebbe peggiorare queste condizioni.
   - Pulire e disinfettare il neti pot o il dispositivo di irrigazione nasale dopo ogni utilizzo per prevenire la crescita e la contaminazione batterica.

5. **Frequenza e Durata** :
   - L'irrigazione nasale può essere eseguita 1-2 volte al giorno o secondo necessità per alleviare la congestione nasale e i sintomi dei seni.
   - È sicuro per un uso regolare e può essere incorporato nella routine quotidiana di igiene nasale, soprattutto in caso di raffreddore, allergie o sinusite.

L'irrigazione nasale con soluzione salina è un metodo sicuro ed efficace per alleviare la congestione nasale, la pressione dei seni e altri sintomi nasali associati a raffreddore, allergie e infezioni dei seni. Aiuta a liberare i passaggi nasali, ridurre l'infiammazione e promuovere la salute dei seni, fornendo un sollievo naturale dal disagio nasale.

Capitolo 6

Riposa e dormi

1. **Importanza del riposo** :
   - Il riposo è essenziale per consentire al corpo di riprendersi e guarire durante i periodi di malattia, compresi raffreddore e influenza.
   - Prendersi del tempo per riposare aiuta a conservare energia e risorse che possono essere reindirizzate verso la lotta alle infezioni e il sostegno della funzione immunitaria.

2. **Promuove la guarigione** :
   - Un riposo adeguato consente all'organismo di concentrare le proprie risorse sulla lotta agli agenti patogeni e sulla riparazione dei tessuti danneggiati, accelerando il processo di guarigione.
   - Il sonno ristoratore è particolarmente importante per la funzione immunitaria, poiché migliora la produzione di cellule immunitarie e promuove la sorveglianza immunitaria contro gli agenti patogeni.

3. **Riduce i sintomi** :
   - Il riposo può aiutare ad alleviare i sintomi associati a raffreddore e influenza, come affaticamento, dolori muscolari e febbre.

- Prendersi del tempo per riposare consente al corpo di recuperare e riprendersi dallo stress fisico della malattia, con conseguente miglioramento del comfort e del benessere.

4. **Supporta la funzione immunitaria** :
   - La privazione cronica del sonno può indebolire il sistema immunitario e aumentare la suscettibilità alle infezioni.
   - Dare priorità a un sonno adeguato durante la malattia aiuta a sostenere la funzione immunitaria e a ottimizzare la capacità del corpo di combattere gli agenti patogeni.

5. **Suggerimenti per riposare e dormire** :
   - Ascolta i segnali del tuo corpo e dai priorità al riposo quando ti senti stanco o malessere.
   - Crea un ambiente confortevole e favorevole al sonno garantendo una stanza fresca, buia e silenziosa.
   - Stabilisci un programma di sonno regolare e mira a 7-9 ore di sonno di qualità a notte.
   - Pratica tecniche di rilassamento come la respirazione profonda, la meditazione o lo stretching delicato prima di andare a dormire per favorire un sonno ristoratore.

- Evita caffeina, alcol e dispositivi elettronici prima di andare a dormire, poiché possono interferire con la qualità e la durata del sonno.

6. **Un pisolino** :
- Brevi sonnellini durante il giorno possono fornire ulteriore riposo e rinvigorimento, soprattutto quando ci si sente stanchi o esauriti.
- Cerca di fare brevi sonnellini di 20-30 minuti per evitare di interrompere il sonno notturno.

7. **Rivolgiti a un medico** :
- Se i sintomi persistono o peggiorano nonostante un adeguato riposo e misure di auto-cura, consultare un operatore sanitario per un'ulteriore valutazione e trattamento.

Incorporare il riposo e dare priorità al sonno durante la malattia è fondamentale per supportare i naturali processi di guarigione del corpo, ridurre i sintomi e promuovere il recupero generale. Consentendo al corpo di riposare e ricaricarsi, gli individui possono migliorare la loro capacità di recupero e abbreviare la durata del raffreddore e dell'influenza.

Il potere curativo del riposo

Il riposo non è semplicemente un lusso, ma una componente vitale del processo di guarigione del corpo, in particolare durante i periodi di malattie come raffreddore e influenza. Ecco come il riposo contribuisce alla guarigione:

1. **Conservazione dell'energia** : Quando il corpo combatte un'infezione, richiede una quantità significativa di energia per attivare una risposta immunitaria. Il riposo consente al corpo di conservare energia che può essere reindirizzata verso la lotta agli agenti patogeni e il supporto della funzione immunitaria.

2. **Riparazione e rigenerazione cellulare** : Durante i periodi di riposo, il corpo dà priorità alla riparazione e rigenerazione cellulare. Ciò include la riparazione dei tessuti danneggiati, il ripristino delle riserve energetiche esaurite e la rimozione dei prodotti di scarto accumulati durante la malattia.

3. **Supporto del sistema immunitario** : Un riposo adeguato gioca un ruolo cruciale nel supportare la funzione immunitaria. Il sonno, in particolare, è essenziale per la produzione di cellule immunitarie e la regolazione delle risposte

immunitarie. Riposandosi a sufficienza, il corpo può rafforzare le sue difese e respingere in modo più efficace gli agenti patogeni invasori.

4. **Riduzione dell'infiammazione** : È stato dimostrato che il riposo riduce l'infiammazione nel corpo, che è una risposta comune alle infezioni. Riducendo al minimo l'infiammazione, il riposo può aiutare ad alleviare sintomi come mal di gola, congestione e dolori muscolari associati a raffreddore e influenza.

5. **Recupero migliorato** : Il sonno ristoratore, in particolare, promuove un recupero migliore dalla malattia. Un sonno di qualità consente al corpo di entrare in fasi più profonde del sonno in cui si verificano la riparazione dei tessuti, la regolazione ormonale e l'ottimizzazione della funzione immunitaria. Ciò porta ad un recupero più rapido e ad un miglioramento del benessere generale.

6. **Riduzione dello stress** : Riposare aiuta anche a ridurre i livelli di stress, che possono avere un impatto significativo sulla funzione immunitaria. Alti livelli di ormoni dello stress come il cortisolo possono sopprimere l'attività immunitaria, rendendo più difficile per il corpo combattere le infezioni. Prendersi del tempo per

riposarsi e rilassarsi può contrastare questi effetti e sostenere la salute immunitaria.

7. **Prevenzione delle complicazioni** : Consentendo al corpo di riposare completamente e riprendersi dalla malattia, gli individui possono ridurre il rischio di sviluppare complicazioni associate a raffreddore e influenza, come infezioni secondarie o malattie prolungate.

In sintesi, il riposo è un aspetto fondamentale del processo di guarigione del corpo. Dando priorità al riposo durante la malattia, gli individui possono sostenere il proprio sistema immunitario, accelerare il recupero e ridurre la gravità dei sintomi associati a raffreddore e influenza. Sia attraverso un sonno adeguato, rilassandosi o semplicemente rilassandosi, abbracciare il potere curativo del riposo è essenziale per la salute e il benessere generale.

Creare un ambiente di sonno confortevole è essenziale per favorire un sonno ristoratore, soprattutto durante i periodi di malattie come raffreddore e influenza. Ecco alcuni suggerimenti per creare un ambiente di sonno ottimale:

1. **Controllo della temperatura** :
    - Mantenere la temperatura della camera da letto piacevolmente fresca, tra 60 e 67 gradi Fahrenheit (15-19 gradi Celsius), per favorire un sonno ristoratore.
    - Utilizzare materiali traspiranti per la biancheria da letto, come lenzuola e coperte di cotone, per aiutare a regolare la temperatura corporea e prevenire il surriscaldamento.

2. **Gestione della luce** :
    - Mantieni la camera da letto buia e favorevole al sonno utilizzando tende o persiane oscuranti per bloccare la luce indesiderata.
    - Ridurre al minimo l'esposizione ai dispositivi elettronici con schermi luminosi prima di andare a dormire, poiché la luce blu emessa può interrompere il naturale ciclo sonno-veglia del corpo.

3. **Riduzione del rumore** :
    - Riduci al minimo i disturbi dovuti al rumore utilizzando tappi per le orecchie o dispositivi per il rumore bianco per bloccare i suoni indesiderati come il traffico, i vicini o i rumori domestici.
    - Se il rumore è inevitabile, valuta la possibilità di utilizzare un ventilatore o un ambiente sonoro

rilassante per mascherare i rumori fastidiosi e favorire il rilassamento.

4. **Biancheria da letto confortevole** :
   - Investi in un materasso e cuscini comodi che forniscano supporto e allineamento adeguati al tuo corpo.
   - Scegli biancheria da letto con tessuti morbidi e traspiranti che si sentono a proprio agio sulla pelle e favoriscono il relax.

5. **Aromaterapia** :
   - Usa oli essenziali calmanti come lavanda, camomilla o legno di cedro per creare un'atmosfera rilassante in camera da letto.
   - Diffondi oli essenziali o usa uno spray per cuscini per infondere nell'aria profumi rilassanti che favoriscono il rilassamento e il sonno.

6. **Riordina e organizza** :
   - Mantieni la camera da letto pulita, ordinata e organizzata per creare un ambiente sereno e rilassante che favorisca il sonno.
   - Rimuovere le distrazioni dalla camera da letto come materiali legati al lavoro, dispositivi elettronici e disordine per favorire il rilassamento e ridurre lo stress.

7. **Rituali confortanti** :
   - Stabilisci una routine rilassante prima di andare a dormire per segnalare al tuo corpo che è ora di rilassarsi e prepararsi per il sonno.
   - Impegnarsi in attività rilassanti come leggere, fare stretching dolce o fare un bagno caldo per favorire il rilassamento e facilitare il sonno.

8. **Umidità ottimale** :
   - Mantenere livelli di umidità ottimali nella camera da letto per evitare che l'aria secca possa causare disagio e disturbi del sonno.
   - Utilizzare un umidificatore o un deumidificatore secondo necessità per regolare i livelli di umidità e creare un ambiente confortevole per dormire.

Implementando queste strategie, puoi creare un ambiente di sonno confortevole e rilassante che favorisce un sonno ristoratore e migliora la capacità del tuo corpo di riprendersi dalla malattia. Dare priorità all'igiene del sonno e creare un ambiente favorevole al sonno può aiutare a sostenere la salute e il benessere generale, soprattutto durante i periodi di malattia.

Capitolo 7

Umidificazione

L'umidificazione svolge un ruolo cruciale nella creazione di un ambiente di sonno confortevole e sano, soprattutto durante i periodi di malattie come raffreddore e influenza. Ecco come l'umidificazione può favorire il sonno e il benessere generale:

1. **Idrata le vie respiratorie** : Gli umidificatori aggiungono umidità all'aria, aiutando a prevenire la secchezza dei passaggi nasali, della gola e dei polmoni. Questo può alleviare sintomi come mal di gola, congestione nasale e tosse, facilitando la respirazione e il sonno confortevole.

2. **Allevia la congestione** : L'aumento dell'umidità può aiutare a sciogliere il muco e la congestione nel tratto respiratorio, facilitando la respirazione e riducendo il disagio associato alla congestione nasale e alla pressione dei seni.

3. **Promuove un sonno confortevole** : Livelli di umidità ottimali creano un ambiente di sonno più confortevole prevenendo l'aria secca che può causare irritazione alla pelle, secchezza degli occhi e irritazione della gola. Ciò favorisce un sonno più

profondo e riposante e riduce la probabilità di svegliarsi durante la notte a causa del disagio.

4. **Previene la secchezza** : L'aria secca può esacerbare i sintomi delle infezioni respiratorie e delle allergie, rendendo più difficile il recupero dalla malattia. Gli umidificatori aiutano a mantenere adeguati livelli di umidità nell'aria, prevenendo secchezza e irritazione delle vie respiratorie e favorendo una guarigione più rapida.

5. **Riduce il russamento** : Un'adeguata umidificazione può aiutare a ridurre il russare mantenendo umide le vie aeree e riducendo l'infiammazione e la congestione nei passaggi nasali e nella gola. Ciò può portare a un sonno più tranquillo e riposante sia per chi russa che per il suo partner che dorme.

6. **Migliora la salute della pelle** : Gli umidificatori possono apportare benefici alla salute della pelle prevenendo la secchezza e promuovendo l'idratazione. L'aria adeguatamente idratata può aiutare a mantenere la naturale barriera idratante della pelle, riducendo il rischio di pelle secca e squamosa e promuovendo una carnagione sana.

Quando si utilizza un umidificatore in camera da letto, è essenziale seguire questi suggerimenti per garantire un'umidificazione sicura ed efficace:

- Scegli il tipo giusto: seleziona un umidificatore adatto alle tue esigenze e preferenze, come nebbia fredda o nebbia calda, in base a fattori come il clima, il comfort personale e eventuali problemi di salute specifici.
- Mantieni un'igiene adeguata: pulisci e disinfetta regolarmente l'umidificatore per prevenire la crescita di muffe, batteri e altri microrganismi dannosi. Seguire le istruzioni del produttore per la pulizia e la manutenzione.
- Monitorare i livelli di umidità: utilizzare un igrometro per monitorare i livelli di umidità interna e regolare le impostazioni dell'umidificatore secondo necessità per mantenere livelli di umidità ottimali (idealmente tra il 30-50% di umidità relativa).
- Posizionare con attenzione: posizionare l'umidificatore in un luogo sicuro e stabile, lontano dal contatto diretto con pareti o mobili per evitare danni causati dall'acqua e garantire una corretta circolazione dell'aria.
- Usa acqua distillata: usa acqua distillata o demineralizzata nel tuo umidificatore per prevenire l'accumulo di minerali e l'accumulo di polvere

bianca. Ciò può aiutare a mantenere l'efficienza dell'umidificatore e prolungarne la durata.

Incorporando l'umidificazione nell'ambiente in cui dormi, puoi creare un'atmosfera più confortevole e favorevole per un sonno ristoratore e favorire un recupero più rapido dalla malattia.

L'uso degli umidificatori è un modo efficace per alleviare la congestione e alleviare il disagio associato alle infezioni respiratorie come raffreddore e influenza. Ecco come gli umidificatori possono aiutare:

1. **Idratare l'aria** : Gli umidificatori aggiungono umidità all'aria, il che aiuta a prevenire la secchezza dei passaggi nasali e della gola. L'aria umida può lenire le mucose irritate e ridurre l'infiammazione, facilitando la respirazione e alleviando la congestione.

2. **Sciogliere il muco** : L'aumento dell'umidità può aiutare a sciogliere il muco denso e la congestione del tratto respiratorio. Ciò rende più facile per il corpo espellere il muco tossendo o soffiandosi il naso, fornendo sollievo dalla congestione e favorendo una respirazione più chiara.

3. **Riduzione delle irritazioni** : L'aria secca può irritare le vie respiratorie, esacerbando i sintomi di congestione, mal di gola e tosse. Gli umidificatori aiutano a mantenere livelli ottimali di umidità nell'aria, prevenendo la secchezza e riducendo l'irritazione del naso, della gola e dei polmoni.

4. **Promuovere una respirazione confortevole** : Livelli di umidità adeguati creano un ambiente di respirazione più confortevole, soprattutto per le persone con congestione nasale o patologie respiratorie. L'aria umida può aiutare ad aprire i passaggi nasali e le vie aeree, consentendo una respirazione più facile e confortevole.

5. **Migliorare la qualità del sonno** : La congestione può interferire con la qualità del sonno causando disagio e difficoltà di respirazione, in particolare quando si è sdraiati. L'uso di un umidificatore in camera da letto può aiutare ad alleviare la congestione e favorire una respirazione più chiara, portando a una migliore qualità del sonno e a notti più riposanti.

Quando si utilizza un umidificatore per alleviare la congestione, considerare i seguenti suggerimenti per un'efficacia e una sicurezza ottimali:

- Scegli il tipo giusto: seleziona un umidificatore adatto alle tue esigenze e preferenze, come nebbia fredda o nebbia calda, in base a fattori come il clima, il comfort personale e eventuali problemi di salute specifici.
- Pulisci regolarmente: pulisci e disinfetta regolarmente l'umidificatore per prevenire la crescita di muffe, batteri e altri microrganismi dannosi. Seguire le istruzioni del produttore per la pulizia e la manutenzione per garantire un funzionamento sicuro ed efficace.
- Usa acqua distillata: usa acqua distillata o demineralizzata nel tuo umidificatore per prevenire l'accumulo di minerali e l'accumulo di polvere bianca. Ciò può aiutare a mantenere l'efficienza dell'umidificatore e prolungarne la durata.
- Monitorare i livelli di umidità: utilizzare un igrometro per monitorare i livelli di umidità interna e regolare le impostazioni dell'umidificatore secondo necessità per mantenere livelli di umidità ottimali (idealmente tra il 30-50% di umidità relativa).
- Posizionare con attenzione: posizionare l'umidificatore in un luogo sicuro e stabile, lontano dal contatto diretto con pareti o mobili per evitare danni causati dall'acqua e garantire una corretta circolazione dell'aria.

Utilizzando un umidificatore per alleviare la congestione, puoi creare un ambiente più confortevole e rilassante per la salute respiratoria e favorire una respirazione più chiara durante i periodi di malattia.

I metodi di umidificazione naturale possono aiutare ad aumentare l'umidità nell'aria senza l'uso di dispositivi elettronici. Ecco alcuni modi naturali efficaci per umidificare la tua casa:

1. **Piante d'appartamento** :
   - Posiziona piante da interno in tutta la casa per aumentare naturalmente i livelli di umidità. Le piante rilasciano umidità attraverso un processo chiamato traspirazione, che può aiutare a umidificare l'aria negli spazi interni.
   - Scegli piante che amano l'umidità come gigli della pace, piante ragno, felci e orchidee per massimizzare i livelli di umidità.

2. **Contenitori per acque aperte** :
   - Posizionare ciotole poco profonde o contenitori pieni d'acqua vicino a fonti di calore come radiatori o stufe. Quando l'acqua evapora, aggiunge umidità all'aria, aumentando i livelli di umidità nella stanza.

- È inoltre possibile posizionare vassoi o ciotole pieni d'acqua sopra o vicino alle prese d'aria del riscaldamento per facilitare l'evaporazione e l'umidificazione.

3. **Asciugamani o lenzuola umidi** :
   - Appendere asciugamani o lenzuola umidi vicino a fonti di calore o in zone con aria secca. Quando l'acqua evapora dal tessuto, rilascia umidità nell'aria circostante, aumentando i livelli di umidità.
   - Assicurati di strizzare l'acqua in eccesso dagli asciugamani o dalle lenzuola per evitare gocciolamenti e danni causati dall'acqua sulle superfici.

4. **Usa un pot-pourri sul fornello** :
   - Fai bollire una pentola d'acqua sul fuoco e aggiungi ingredienti aromatici come fette di agrumi, bastoncini di cannella, chiodi di garofano o erbe aromatiche come rosmarino e timo.
   - Man mano che l'acqua evapora, rilascia umidità e un gradevole aroma nell'aria, umidificando naturalmente la tua casa e aggiungendo un profumo rinfrescante.

5. **Stendere il bucato ad asciugare in casa** :
   - Appendere la biancheria bagnata ad asciugare in casa invece di usare l'asciugatrice. Man mano che l'umidità evapora dai vestiti, aumenta il livello di umidità nella stanza.
   - Questo metodo non solo umidifica l'aria ma consente anche di risparmiare energia riducendo la necessità di utilizzare l'asciugatrice.

6. **Usa una fontana o una fontana nella stanza** :
   - Installa una piccola fontana o un gioco d'acqua nella tua casa per creare una fonte naturale di umidità. Il movimento dell'acqua e il suono dell'acqua che scorre possono aggiungere un'atmosfera rilassante al tuo spazio abitativo aumentando i livelli di umidità.

7. **Ventilazione** :
   - Aprire le finestre e le porte durante i periodi umidi per consentire all'umidità dell'aria esterna di entrare nella vostra casa. Ciò può aiutare ad aumentare i livelli di umidità interna in modo naturale, soprattutto nelle aree con elevata umidità esterna.

Incorporando questi metodi di umidificazione naturale nella tua casa, puoi aumentare i livelli di umidità nell'aria e creare un ambiente interno più confortevole e sano, soprattutto durante i mesi invernali secchi o nei climi aridi.

Capitolo 8

Nutrizione e dieta

1. **Importanza della nutrizione** :
   - Una dieta ben bilanciata svolge un ruolo cruciale nel sostenere la salute generale e la funzione immunitaria, che è essenziale per prevenire e gestire raffreddore e influenza.

2. **Nutrienti chiave per la salute immunitaria** :
   - Vitamina C: presente negli agrumi, nei peperoni, nelle fragole e nelle verdure a foglia verde, la vitamina C supporta la funzione immunitaria e aiuta a ridurre la gravità e la durata dei sintomi del raffreddore.
   - Vitamina D: l'esposizione alla luce solare, il pesce grasso, i latticini arricchiti e gli integratori possono fornire vitamina D, importante per la regolazione immunitaria e la salute respiratoria.
   - Zinco: le fonti includono carni magre, pollame, frutti di mare, noci, semi e cereali integrali. Lo zinco aiuta a ridurre la durata e la gravità dei sintomi del raffreddore e supporta la funzione immunitaria.
   - Acidi grassi Omega-3: presenti nel pesce grasso, nei semi di lino, nei semi di chia e nelle noci, gli acidi grassi omega-3 hanno proprietà

antinfiammatorie che possono aiutare a ridurre l'infiammazione nel corpo e supportare la funzione immunitaria.

3. **Alimenti ricchi di antiossidanti** :
   - Incorpora nella tua dieta cibi ricchi di antiossidanti come bacche, noci, semi, verdure a foglia scura e frutta e verdura colorata. Gli antiossidanti aiutano a proteggere le cellule dai danni causati dai radicali liberi dannosi e supportano la salute e l'immunità generale.

4. **Idratazione** :
   - Bere molti liquidi, tra cui acqua, tisane, brodi e zuppe, per rimanere idratati e supportare la corretta funzione immunitaria. Un'adeguata idratazione aiuta a mantenere l'integrità delle mucose e supporta i naturali meccanismi di difesa dell'organismo.

5. **Alimenti ricchi di proteine** :
   - Includi nella tua dieta fonti magre di proteine come pollame, pesce, uova, fagioli, lenticchie, tofu e latticini a basso contenuto di grassi. Le proteine sono essenziali per la costruzione e la riparazione dei tessuti, compresi quelli coinvolti nella funzione immunitaria.

6. **Aglio e Cipolle** :
   - Incorpora aglio e cipolle nei tuoi pasti, poiché contengono composti con proprietà antimicrobiche e immunostimolanti. Questi ingredienti possono aiutare a supportare la funzione immunitaria e ridurre il rischio di infezioni.

7. **Alimenti probiotici** :
   - Consumare alimenti ricchi di probiotici come yogurt, kefir, crauti, kimchi e kombucha per sostenere la salute dell'intestino e la funzione immunitaria. I probiotici aiutano a mantenere un sano equilibrio di batteri benefici nell'intestino, che svolgono un ruolo cruciale nella regolazione immunitaria.

8. **Limita lo zucchero e gli alimenti trasformati** :
   - Ridurre al minimo il consumo di snack zuccherati, bevande e alimenti trasformati, poiché un'assunzione eccessiva di zucchero può sopprimere la funzione immunitaria e aumentare la suscettibilità alle infezioni. Concentrarsi su cibi integrali e ricchi di nutrienti per supportare salute e immunità ottimali.

9. **Consumo moderato di alcol** :
   - Limitare il consumo di alcol, poiché un consumo eccessivo di alcol può compromettere la funzione immunitaria e interrompere il sonno, rendendo più difficile per il corpo combattere le infezioni.

10. **Pasti e spuntini bilanciati** :
    - Punta a pasti e spuntini bilanciati che includano una varietà di cibi ricchi di nutrienti provenienti da tutti i gruppi alimentari per assicurarti di assumere vitamine, minerali e antiossidanti essenziali per sostenere la salute del sistema immunitario.

Dando priorità a una dieta ricca di nutrienti che includa una varietà di frutta, verdura, proteine magre, cereali integrali e grassi sani, puoi supportare la funzione immunitaria, promuovere la salute generale e ridurre il rischio di raffreddore e influenza. Inoltre, rimanere idratati e ridurre al minimo il consumo di alimenti zuccherati e trasformati può rafforzare ulteriormente le difese del corpo contro le malattie.

Cibi da mangiare durante il raffreddore e l'influenza:

1. **Brodi e Zuppe** :
   - La zuppa di noodle al pollo, la zuppa di verdure o il brodo di ossa sono idratanti e forniscono nutrienti essenziali per favorire il recupero. Il liquido caldo può lenire il mal di gola e fornire conforto.

2. **Agrumi** :
   - Arance, limoni, pompelmi e lime sono ricchi di vitamina C, che può aiutare a rafforzare il sistema immunitario e ridurre la gravità dei sintomi del raffreddore.

3. **Bacche** :
   - Mirtilli, fragole, lamponi e more sono ricchi di antiossidanti che aiutano a combattere le infezioni e a ridurre l'infiammazione.

4. **Aglio e Cipolla** :
   - Aglio e cipolla contengono composti con proprietà antimicrobiche che possono aiutare a combattere i virus del raffreddore e dell'influenza. Incorporateli in zuppe, stufati e fritture per aggiungere sapore e benefici per la salute.

5. **Zenzero** :
   - Lo zenzero ha proprietà antinfiammatorie e lenitive che possono aiutare ad alleviare nausea, mal di gola e congestione. Goditi il tè allo zenzero o aggiungi lo zenzero fresco a zuppe e frullati.

6. **Miele** :
   - Il miele ha proprietà antimicrobiche e può aiutare a lenire il mal di gola e la tosse. Aggiungi il miele alle tisane o consumalo al naturale per avere sollievo.

7. **Yogurt e alimenti probiotici** :
   - Yogurt, kefir, crauti e kimchi contengono probiotici che supportano la salute dell'intestino e la funzione immunitaria. Scegli lo yogurt non zuccherato per i migliori benefici per la salute.

8. **Curcuma** :
   - La curcuma contiene curcumina, un composto dalle proprietà antinfiammatorie e antiossidanti. Aggiungi la curcuma a zuppe, curry o latte dorato per i suoi benefici di potenziamento immunitario.

9. **Verdure a foglia** :
   - Spinaci, cavoli, bietole e altre verdure a foglia verde sono ricchi di vitamine, minerali e

antiossidanti che supportano la funzione immunitaria e la salute generale.

10. **Pesce azzurro** :
    - Salmone, sgombro e sardine sono ricchi di acidi grassi omega-3, che hanno proprietà antinfiammatorie che possono aiutare a ridurre l'infiammazione e sostenere la salute del sistema immunitario.

11. **Tè Caldo al Limone e Miele** :
    - Le tisane come la camomilla, la menta piperita e l'echinacea possono fornire idratazione e sollievo calmante per i sintomi del raffreddore. Aggiungi il limone per la vitamina C e il miele per le sue proprietà antimicrobiche.

12. **Cereali integrali** :
    - I cereali integrali come l'avena, il riso integrale, la quinoa e l'orzo forniscono energia e nutrienti essenziali per supportare la risposta immunitaria del corpo durante la malattia.

13. **Pollame** :
    - Pollo e tacchino contengono proteine e aminoacidi essenziali che supportano la funzione immunitaria e favoriscono il recupero. Goditi i tagli

magri di pollame nelle zuppe, nelle insalate o nei panini.

14. **Cibi piccanti** :
    - I cibi piccanti come il peperoncino, il rafano e la senape possono aiutare a eliminare la congestione nasale e stimolare il rilascio di muco, fornendo sollievo dai sintomi del raffreddore.

15. **Fluidi** :
    - Mantieniti idratato bevendo molta acqua, tisane, brodi e bevande ricche di elettroliti come l'acqua di cocco per supportare l'idratazione e il recupero.

Incorporare questi alimenti ricchi di nutrienti nella dieta durante il raffreddore e l'influenza può aiutare a sostenere la funzione immunitaria, ridurre l'infiammazione e alleviare i sintomi, promuovendo un recupero più rapido e il benessere generale.

Cibi da evitare durante il raffreddore e l'influenza :

1. **Alimenti e bevande zuccherati** :
   - Evita snack zuccherati, caramelle, bibite e bevande zuccherate poiché possono sopprimere la

funzione immunitaria e peggiorare l'infiammazione.

2. **Alimenti trasformati** :
   - Limitare il consumo di alimenti trasformati e confezionati ricchi di carboidrati raffinati, grassi malsani e additivi artificiali. Questi alimenti offrono poco valore nutrizionale e possono indebolire il sistema immunitario.

3. **Cibi fritti e grassi** :
   - Evita cibi fritti, fast food e snack grassi, poiché possono essere difficili da digerire e possono esacerbare sintomi gastrointestinali come nausea o indigestione.

4. **Alcool** :
   - Evita l'alcol, poiché può disidratare il corpo, compromettere la funzione immunitaria e interrompere il sonno, che sono essenziali per il recupero dalla malattia.

5. **Bevande contenenti caffeina** :
   - Limitare il consumo di bevande contenenti caffeina come caffè, tè nero e bevande energetiche, poiché possono interferire con l'idratazione e disturbare il sonno, portando ad affaticamento e compromissione della funzione immunitaria.

6. **Latticini (per alcuni individui)** :
   - Alcune persone potrebbero scoprire che i latticini aggravano la congestione e la produzione di muco durante il raffreddore e l'influenza. Se avverti un aumento di muco o congestione dopo aver consumato latticini, considera di ridurre o evitare temporaneamente i latticini.

7. **Cibi piccanti e acidi** :
   - Cibi piccanti, cibi acidi e condimenti come salsa piccante, aceto e agrumi possono irritare il mal di gola o esacerbare i sintomi gastrointestinali, quindi è meglio evitarli se non ti senti bene.

8. **Sale eccessivo** :
   - Ridurre al minimo il consumo di cibi altamente salati come patatine, snack lavorati e zuppe in scatola, poiché un'assunzione eccessiva di sale può contribuire alla disidratazione e esacerbare l'infiammazione.

9. **Pasti abbondanti** :
   - Evitare di consumare pasti abbondanti e pesanti che possono mettere a dura prova la digestione e i livelli di energia. Optare per pasti e spuntini più piccoli e leggeri, più facili da digerire e che forniscano energia costante per tutto il giorno.

10. **Cibi crudi o poco cotti** :
   - Durante la malattia, è meglio evitare cibi crudi o poco cotti, inclusi carne, pesce, uova e latticini non pastorizzati, per ridurre il rischio di malattie di origine alimentare e disturbi gastrointestinali.

11. **Spezie e condimenti eccessivi** :
   - Mentre le erbe e le spezie possono aggiungere sapore e sostanze nutritive ai pasti, l'uso eccessivo di spezie e condimenti forti può irritare il tratto digestivo o esacerbare i sintomi di nausea o indigestione.

12. **Sigarette e prodotti del tabacco** :
   - Se fumi, evita sigarette e prodotti del tabacco durante il raffreddore e l'influenza, poiché il fumo può peggiorare i sintomi respiratori, compromettere la funzione immunitaria e ritardare il recupero dalla malattia.

Evitando questi cibi e bevande durante il raffreddore e l'influenza, puoi supportare la funzione immunitaria, ridurre l'infiammazione e alleviare i sintomi, promuovendo un recupero più rapido e il benessere generale. Concentrati invece sul consumo di cibi ricchi di sostanze nutritive e sul rimanere idratato per supportare i naturali processi di guarigione del tuo corpo.

Capitolo 9

Terapie alternative

Le terapie alternative possono integrare i trattamenti convenzionali e aiutare ad alleviare i sintomi del raffreddore e dell'influenza. Ecco alcune terapie alternative da considerare:

1. **Agopuntura** :
    - L'agopuntura prevede l'inserimento di aghi sottili in punti specifici del corpo per stimolare il flusso energetico e favorire la guarigione. Può aiutare ad alleviare sintomi come congestione, mal di testa e dolori muscolari associati a raffreddore e influenza.

2. **Fitoterapia** :
    - I rimedi erboristici, inclusi tè, tinture e integratori, possono supportare la funzione immunitaria e aiutare ad alleviare i sintomi di raffreddore e influenza. Le erbe popolari per il raffreddore e l'influenza includono l'echinacea, il sambuco, lo zenzero e la radice di liquirizia.

3. **Omeopatia** :
    - I rimedi omeopatici utilizzano sostanze altamente diluite per stimolare i naturali processi di

guarigione del corpo. Rimedi come Oscillococcinum e Arsenicum album sono comunemente usati per i sintomi del raffreddore e dell'influenza.

4. **Aromaterapia** :
   - L'aromaterapia prevede l'uso di oli essenziali per favorire il benessere fisico ed emotivo. L'inalazione, il massaggio e la diffusione di oli come eucalipto, menta piperita, lavanda e melaleuca possono aiutare ad alleviare la congestione, alleviare la tensione muscolare e favorire il rilassamento durante la malattia.

5. **Naturopatia** :
   - La medicina naturopatica si concentra su approcci olistici alla salute, compresa la nutrizione, le modifiche dello stile di vita e le terapie naturali. I medici naturopati possono raccomandare cambiamenti nella dieta, integratori, idroterapia e altri trattamenti naturali per supportare la funzione immunitaria e alleviare i sintomi di raffreddore e influenza.

6. **Cura chiropratica** :
   - Gli aggiustamenti chiropratici possono aiutare a migliorare l'allineamento della colonna vertebrale e la funzione del sistema nervoso, che possono supportare la funzione immunitaria e la salute

generale. Alcune persone trovano sollievo dai sintomi del raffreddore e dell'influenza attraverso gli aggiustamenti chiropratici.

7. **Medicina Tradizionale Cinese (MTC)** :
 - La MTC comprende modalità come l'agopuntura, la fitoterapia, la coppettazione e il qigong per ripristinare l'equilibrio e l'armonia nel corpo. I professionisti della MTC possono prescrivere formule erboristiche personalizzate e trattamenti di agopuntura per affrontare i sintomi del raffreddore e dell'influenza in base ai modelli individuali di squilibrio.

8. **Massoterapia** :
 - La massoterapia può aiutare a ridurre la tensione muscolare, migliorare la circolazione e favorire il rilassamento durante la malattia. Tecniche di massaggio delicate, come il massaggio svedese o il massaggio linfodrenante, possono aiutare ad alleviare i sintomi e sostenere i naturali processi di guarigione del corpo.

9. **Idroterapia** :
 - L'idroterapia prevede l'uso dell'acqua in varie forme (come bagni caldi, bagni di vapore e docce di contrasto) per favorire il rilassamento, stimolare la circolazione e favorire la disintossicazione.

L'idroterapia può aiutare ad alleviare la congestione, lenire i muscoli doloranti e promuovere il benessere generale durante il raffreddore e l'influenza.

10. **Pratiche mente-corpo** :
    - Pratiche mente-corpo come yoga, tai chi, meditazione ed esercizi di respirazione profonda possono aiutare a ridurre lo stress, supportare la funzione immunitaria e promuovere il rilassamento durante la malattia. Queste pratiche possono anche migliorare la resilienza e il benessere generale.

Quando si prendono in considerazione terapie alternative per raffreddore e influenza, è essenziale consultare professionisti qualificati e informare il proprio medico di eventuali trattamenti complementari che si stanno prendendo in considerazione. L'integrazione di terapie alternative con trattamenti convenzionali può fornire un approccio olistico alla gestione dei sintomi e alla promozione del recupero da raffreddore e influenza.

L'agopuntura è un'antica pratica di guarigione radicata nella medicina tradizionale cinese (MTC) che prevede l'inserimento di aghi sottili in punti specifici del corpo per bilanciare il flusso di energia, o qi (pronunciato "chee"), lungo i percorsi dei meridiani. Ecco come funziona l'agopuntura per bilanciare il flusso energetico:

1. **Sistema dei meridiani** :
   - Secondo la teoria della MTC, il corpo contiene una rete di meridiani, o canali energetici, attraverso i quali scorre il qi. Esistono 12 meridiani principali, ciascuno associato a specifici organi e funzioni corporee.

2. **Qi e salute** :
   - Si ritiene che il Qi sia la forza vitale che anima il corpo e mantiene la salute e la vitalità. Quando il qi viene bloccato o sbilanciato, può portare a dolore, malattia e disfunzione.

3. **Punti di agopuntura** :
   - I punti di agopuntura sono posizioni specifiche lungo i meridiani in cui è possibile accedere e manipolare il qi. Si ritiene che questi punti corrispondano a vari organi, tessuti e funzioni del corpo.

4. **Stimolazione dell'ago** :
   - L'agopuntura prevede l'inserimento di aghi sottili e sterili nei punti di agopuntura per stimolare

e regolare il flusso del qi. Gli aghi vengono generalmente inseriti a profondità variabili a seconda delle condizioni dell'individuo e dell'effetto terapeutico desiderato.

5. **Balancing Qi** :
   - L'agopuntura mira a ripristinare l'equilibrio e l'armonia all'interno del corpo regolando il flusso del qi. A seconda della presentazione dell'individuo, l'agopuntura può tonificare il qi carente, disperdere il qi in eccesso o armonizzare gli squilibri tra le energie yin e yang.

6. **Effetti sul corpo** :
   - L'agopuntura può avere una varietà di effetti fisiologici sul corpo, tra cui:
     - Stimolare il rilascio di endorfine e altri neurotrasmettitori, che possono aiutare a ridurre il dolore e favorire il rilassamento.
     - Modulando l'attività del sistema nervoso autonomo, che regola funzioni come la frequenza cardiaca, la digestione e la risposta immunitaria.
     - Aumentare il flusso sanguigno e la circolazione per favorire la guarigione e la riparazione dei tessuti.
     - Regolazione delle risposte infiammatorie e immunitarie per sostenere la salute e il benessere generale.

7. **Approccio olistico** :
   - L'agopuntura viene spesso utilizzata come parte di un piano di trattamento completo che può includere modifiche della dieta, rimedi erboristici, cambiamenti dello stile di vita e altre terapie complementari. Affrontando gli squilibri nel sistema energetico del corpo, l'agopuntura mira a promuovere salute e vitalità ottimali a livello fisico, emotivo e spirituale.

Nel complesso, l'agopuntura si basa sul principio di ripristinare l'equilibrio e l'armonia all'interno del sistema energetico del corpo per sostenere la salute e il benessere. Attraverso la delicata stimolazione dei punti di agopuntura, l'agopuntura può aiutare a regolare il flusso del qi e ad alleviare un'ampia gamma di sintomi e condizioni, compresi quelli associati al raffreddore e all'influenza.

L'omeopatia è un sistema di medicina olistica che utilizza sostanze altamente diluite per stimolare i naturali processi di guarigione del corpo. Centrale per l'omeopatia è il principio "il simile cura il simile", il che significa che una sostanza che provoca sintomi in una persona sana può essere utilizzata per trattare sintomi simili in qualcuno che non sta bene. Ecco come l'omeopatia fornisce un trattamento personalizzato per i sintomi:

1. **Approccio centrato sul paziente** :
   - L'omeopatia tiene conto dei sintomi, delle caratteristiche e delle esperienze uniche di ogni singolo paziente. Gli omeopati conducono interviste e valutazioni approfondite per comprendere gli aspetti fisici, mentali ed emotivi della salute di una persona.

2. **Corrispondenza dei sintomi** :
   - I rimedi omeopatici sono selezionati in base al principio della somiglianza dei sintomi. L'omeopata valuta la totalità dei sintomi sperimentati dal paziente e seleziona un rimedio che si avvicina molto al profilo sintomatologico unico della persona.

3. **Individualizzazione del trattamento** :
   - Il trattamento omeopatico è altamente individualizzato, con diversi rimedi scelti per i diversi pazienti in base ai sintomi specifici, alla costituzione e allo stato di salute generale. Ciò che funziona per una persona potrebbe non funzionare per un'altra, anche se presenta sintomi simili.

4. **Potenziamento** :
   - I rimedi omeopatici vengono preparati attraverso un processo chiamato dinamizzazione, che prevede diluizioni seriali e succussioni (agitazione vigorosa). Questo processo rimuove le proprietà materiali della sostanza originale pur conservandone l'essenza energetica o il potenziale curativo.

5. **Dose minima** :
   - I rimedi omeopatici vengono somministrati in forme altamente diluite e potenziate, spesso sotto forma di granuli di zucchero o tinture liquide. L'uso di dosi minime riduce il rischio di tossicità ed effetti collaterali massimizzando gli effetti terapeutici del rimedio.

6. **Medicina Dinamica** :
   - I rimedi omeopatici agiscono a livello energetico per stimolare la forza vitale del corpo o la capacità di guarigione innata. Piuttosto che sopprimere i sintomi, l'omeopatia mira a sostenere i meccanismi di autoguarigione del corpo e a ripristinare l'equilibrio e l'armonia.

7. **Risposta di autoguarigione** :
   - Si ritiene che i rimedi omeopatici stimolino la risposta di autoguarigione del corpo, innescando

una cascata di cambiamenti fisiologici e biochimici che promuovono la guarigione e la risoluzione dei sintomi.

8. **Cure complementari e integrative** :
   - L'omeopatia può essere utilizzata da sola o come parte di un piano di trattamento completo che può includere la medicina convenzionale, modifiche dello stile di vita, cambiamenti nella dieta e altre terapie complementari. Gli omeopati lavorano spesso in collaborazione con altri operatori sanitari per ottimizzare la cura del paziente.

Nel complesso, l'omeopatia fornisce un trattamento personalizzato per i sintomi abbinando rimedi specifici al profilo sintomatologico unico di ciascun paziente. Affrontando le cause alla base della malattia e supportando i meccanismi di guarigione innati del corpo, l'omeopatia mira a promuovere la salute e il benessere olistici.

Capitolo 10

Esercizio e movimento

L'esercizio fisico e il movimento svolgono un ruolo cruciale nel mantenimento della salute generale e nel supporto della funzione immunitaria, che può aiutare a prevenire e alleviare i sintomi del raffreddore e dell'influenza. Ecco come l'esercizio fisico e il movimento contribuiscono alla salute durante il raffreddore e l'influenza:

1. **Potenzia la funzione immunitaria** :
   - È stato dimostrato che l'esercizio fisico regolare migliora la funzione immunitaria aumentando la circolazione, promuovendo la produzione di cellule immunitarie e riducendo l'infiammazione. Questo può aiutare a rafforzare le difese del corpo contro raffreddore, influenza e altre infezioni.

2. **Ridurre lo stress** :
   - L'esercizio fisico aiuta a ridurre i livelli di stress rilasciando endorfine, neurotrasmettitori che promuovono sensazioni di benessere e relax. Gestire lo stress è essenziale per mantenere un sistema immunitario sano e ridurre la suscettibilità alle malattie.

3. **Migliorare la salute respiratoria** :
   - L'esercizio aerobico moderato, come camminare a ritmo sostenuto, andare in bicicletta o nuotare, può migliorare la funzione respiratoria e la capacità polmonare. Ciò può aiutare ad alleviare i sintomi di congestione e favorire una respirazione più chiara durante il raffreddore e l'influenza.

4. **Migliorare la Circolazione** :
   - L'attività fisica aumenta il flusso sanguigno e la circolazione in tutto il corpo, fornendo ossigeno e sostanze nutritive ai tessuti e agli organi. Una migliore circolazione può supportare i naturali processi di guarigione del corpo e aiutare il recupero dalla malattia.

5. **Promuovere la disintossicazione** :
   - La sudorazione durante l'attività fisica aiuta ad eliminare le tossine dal corpo attraverso la pelle. Ciò può favorire la disintossicazione e l'eliminazione dei prodotti di scarto, riducendo potenzialmente la durata e la gravità della malattia.

6. **Mantenere un peso sano** :
   - L'esercizio fisico regolare aiuta a mantenere un peso e una composizione corporea sani, che sono importanti per la salute generale e la funzione immunitaria. L'eccesso di peso corporeo può

aumentare il rischio di malattie croniche e compromettere le risposte immunitarie.

7. **Migliorare l'umore e la salute mentale** :
   - L'esercizio fisico ha effetti di miglioramento dell'umore e può aiutare ad alleviare i sintomi di depressione, ansia e stress. Mantenere una salute mentale positiva è importante per il benessere generale e la funzione immunitaria.

8. **Migliorare la qualità del sonno** :
   - L'attività fisica regolare può migliorare la qualità e la durata del sonno, che è essenziale per la funzione immunitaria e il recupero dalle malattie. Un sonno ristoratore adeguato supporta le risposte immunitarie e migliora la capacità del corpo di combattere le infezioni.

9. **Promuove il drenaggio linfatico** :
   - Il movimento e l'esercizio fisico aiutano a stimolare la circolazione linfatica, facilitando l'eliminazione dei prodotti di scarto, delle tossine e degli agenti patogeni dal corpo. Ciò può supportare la funzione immunitaria e ridurre il rischio di infezione.

10. Moderazione e riposo durante la malattia :

- Sebbene l'esercizio fisico regolare sia benefico per la salute generale, è importante ascoltare il proprio corpo e riposare quando non ci si sente bene. Durante il raffreddore e l'influenza, dai la priorità a movimenti delicati come stretching, yoga o brevi passeggiate ed evita esercizi intensi o faticosi finché non ti sarai completamente ripreso.

Incorporare esercizio fisico e movimento regolari nella routine quotidiana può supportare la funzione immunitaria, promuovere la salute generale e ridurre il rischio di raffreddore e influenza. Inoltre, rimanere attivi durante la malattia, dando priorità al riposo e al recupero, può aiutare ad alleviare i sintomi e sostenere i naturali processi di guarigione del corpo.

L'esercizio delicato può essere utile per alleviare i sintomi del raffreddore e dell'influenza, poiché aiuta a promuovere la circolazione, ridurre la tensione muscolare e sostenere il benessere generale senza sottoporre il corpo a stress eccessivo. Ecco alcuni esercizi delicati e pratiche di movimento che possono fornire sollievo:

1. **Camminare** :
   - Fare passeggiate brevi e piacevoli può aiutare ad aumentare la circolazione, a liberare la mente e a migliorare l'umore durante la malattia. Cerca di mantenere un ritmo lento e ascolta i segnali del tuo corpo per evitare sforzi eccessivi.

2. **Yoga** :
   - Le posizioni e gli allungamenti delicati dello yoga possono aiutare ad alleviare la tensione muscolare, migliorare la flessibilità e favorire il rilassamento. Scegli pratiche di yoga rigenerante o yin che si concentrano sullo stretching delicato, sulla respirazione profonda e sulla consapevolezza.

3. **Tai Chi** :
   - Il Tai Chi è una forma di movimento dolce che prevede movimenti lenti e fluidi e respirazione profonda. Può aiutare a migliorare l'equilibrio, la coordinazione e il rilassamento promuovendo al contempo un senso di calma e benessere.

4. **Qi Gong** :
   - Il Qi Gong combina movimenti delicati, respirazione e meditazione per promuovere il flusso energetico e l'equilibrio all'interno del corpo. Può aiutare a ridurre lo stress, aumentare la vitalità e

supportare la funzione immunitaria durante la malattia.

5. **Pilates** :
   - Pilates si concentra sulla forza, sulla flessibilità e sulla consapevolezza del corpo attraverso movimenti controllati e respirazione. Scegli esercizi delicati di Pilates che enfatizzano l'allineamento e i movimenti a basso impatto per supportare il recupero dalla malattia.

6. **Stretching** :
   - Esercizi di stretching delicati possono aiutare ad alleviare la rigidità e la tensione muscolare, migliorare la flessibilità e favorire il rilassamento. Concentrati su allungamenti lenti e controllati che colpiscono le aree di tensione o disagio.

7. **Esercizi di respirazione** :
   - Praticare esercizi di respirazione profonda può aiutare a ridurre lo stress, favorire il rilassamento e supportare la funzione respiratoria durante la malattia. Prova la respirazione diaframmatica, la respirazione a narici alternate o le tecniche di rilassamento guidato per calmare la mente e il corpo.

8. **Nuoto o aerobica in acqua** :
   - Se te la senti, il nuoto dolce o l'aerobica in acqua in una piscina calda possono fornire sollievo calmante ai muscoli e alle articolazioni doloranti, promuovendo al tempo stesso movimenti delicati e rilassamento.

9. **Stretching delicato** :
   - Esegui delicati esercizi di stretching mirati alle aree di tensione, come allungamenti del collo, rotazioni delle spalle e torsioni delicate. Mantieni ogni allungamento per 15-30 secondi ed evita di rimbalzare o allungare eccessivamente.

10. **Movimento consapevole** :
    - Partecipa ad attività che promuovono la consapevolezza e la consapevolezza del momento presente, come la meditazione camminata, lo stretching consapevole o pratiche di movimento delicato come Feldenkrais o la Tecnica Alexander.

Quando ti impegni in un esercizio delicato durante il raffreddore e l'influenza, ascolta i segnali del tuo corpo ed evita di spingerti troppo oltre. Riposa secondo necessità, rimani idratato e dai priorità alla cura di te stesso per supportare i naturali processi di guarigione del tuo corpo. Se si avvertono sintomi gravi o un peggioramento della malattia, consultare un operatore sanitario prima di riprendere l'attività fisica.

Lo yoga e lo stretching sono pratiche eccellenti per favorire il rilassamento, ridurre lo stress e alleviare le tensioni del corpo e della mente. Ecco come puoi incorporare lo yoga e lo stretching nella tua routine per rilassarti durante il raffreddore e l'influenza:

1. **Posizioni yoga delicate** :
   - Scegli posizioni yoga delicate che si concentrino sulla respirazione profonda, sullo stretching delicato e sul rilassamento. Pose come la posa del bambino (Balasana), lo stretching della mucca e del gatto e la posa delle gambe al muro (Viparita Karani) possono aiutare a rilasciare la tensione e favorire il rilassamento.

2. **Tecniche di respirazione profonda** :
   - Pratica esercizi di respirazione profonda, come la respirazione diaframmatica (detta anche respirazione del ventre), per calmare il sistema nervoso e indurre uno stato di rilassamento. Combina la respirazione profonda con delicate posizioni yoga per ulteriori benefici rilassanti.

3. **Yoga riparativo** :
   - Lo yoga riparativo prevede pose passive e supportate mantenute per periodi prolungati per favorire un rilassamento profondo e alleviare lo stress. Usa oggetti di scena come coperte, cuscini e cuscini per sostenere il tuo corpo in pose delicate e riposanti come la posa del ponte supportato o la posa ad angolo ristretto reclinato.

4. **Piegamento in avanti da seduto (Paschimottanasana)** :
   - Siediti sul pavimento con le gambe distese davanti a te. Piegati lentamente in avanti partendo dai fianchi, portando le mani verso i piedi o appoggiandole sulle gambe. Mantieni la colonna vertebrale lunga e il respiro profondo mentre allunghi delicatamente la parte posteriore del corpo. Mantieni la posizione per diversi respiri, quindi rilascia lentamente.

5. **Allungamenti per collo e spalle** :
   - Allungare delicatamente il collo e le spalle per alleviare la tensione e favorire il rilassamento. Prova delicate rotazioni del collo, alzate di spalle e allungamenti laterali del collo per allentare la tensione nella parte superiore del corpo.

6. **Torsione supina** :
   - Sdraiati sulla schiena con le ginocchia piegate e i piedi appoggiati sul pavimento. Estendi le braccia lateralmente in posizione a T. Abbassa lentamente entrambe le ginocchia da un lato, mantenendo le spalle a terra. Mantieni la torsione per alcuni respiri, quindi cambia lato. Questa posa aiuta a rilasciare la tensione nella colonna vertebrale e favorisce il rilassamento.

7. **Savasana (posizione del cadavere)** :
   - Termina la tua sessione di yoga o stretching con Savasana, una posa di totale relax. Sdraiati sulla schiena con le gambe distese e le braccia lungo i fianchi, i palmi rivolti verso l'alto. Chiudi gli occhi e lascia che il corpo si rilassi completamente, concentrandoti sul respiro e lasciando andare la tensione ad ogni espirazione.

8. **Rilassamento o meditazione guidata** :
   - Incorpora pratiche guidate di rilassamento o meditazione nella tua routine di yoga o stretching per migliorare il rilassamento e promuovere la calma mentale. Usa immagini delicate, musica rilassante o registrazioni di meditazioni guidate per guidarti in uno stato di profondo rilassamento.

Incorporando pratiche di yoga e stretching nella tua routine, puoi favorire il rilassamento, ridurre lo stress e alleviare la tensione nel corpo e nella mente, sostenendo il tuo benessere generale durante il raffreddore e l'influenza. Ricorda di ascoltare il tuo corpo e modificare le pose secondo necessità per adattarle al tuo livello di comfort e alle attuali condizioni di salute.

Capitolo 11

Rimedi casalinghi per i bambini

I rimedi casalinghi per i bambini possono fornire un leggero sollievo dai sintomi del raffreddore e dell'influenza, sostenendo al contempo il loro sistema immunitario e il benessere generale. Ecco alcuni rimedi casalinghi efficaci e sicuri per i bambini:

1. **Tanto riposo** :
    - Assicurati che tuo figlio riposi molto per supportare i naturali processi di guarigione del suo corpo. Incoraggia attività tranquille come leggere, colorare o guardare film per aiutarli a rilassarsi e recuperare.

2. **Idratazione** :
    - Mantieni il tuo bambino ben idratato offrendogli molti liquidi come acqua, tisane, succhi di frutta diluiti e brodi chiari. Rimanere idratati aiuta a lenire il mal di gola, fluidificare il muco e prevenire la disidratazione.

3. **Liquidi caldi** :
 - Offri liquidi caldi come tisane, acqua tiepida con miele o brodo di pollo per aiutare a lenire il mal di gola, alleviare la congestione e fornire conforto.

4. **Umidificatore** :
 - Usa un umidificatore a nebbia fredda nella stanza di tuo figlio per aggiungere umidità all'aria e aiutare ad alleviare la congestione e la tosse. Pulire regolarmente l'umidificatore per prevenire la crescita di muffe e batteri.

5. **Gocce saline nasali** :
 - Usa gocce nasali saline o spray per aiutare ad allentare la congestione nasale e pulire il muco dai passaggi nasali del tuo bambino. Le gocce saline sono sicure e delicate per i bambini di tutte le età.

6. **Terapia del vapore** :
 - Crea un ambiente pieno di vapore nel bagno facendo una doccia o un bagno caldo e sedendoti con tuo figlio nella stanza piena di vapore per alcuni minuti. Il vapore aiuta a sciogliere la congestione e a facilitare la respirazione.

7. **Miele** :
 - Per i bambini di età superiore a un anno, il miele può aiutare a lenire tosse e mal di gola. Offri

un cucchiaino di miele da solo o mescolalo con acqua tiepida o tisana. Non dare mai il miele ai bambini di età inferiore a un anno a causa del rischio di botulismo infantile.

8. **Gargarismi con sale caldo** :
   - Per i bambini più grandi che possono fare gargarismi in sicurezza, un gargarismo con acqua salata calda può aiutare a lenire il mal di gola e ridurre l'infiammazione. Mescola un cucchiaino di sale in acqua tiepida e chiedi a tuo figlio di fare dei gargarismi con la soluzione per alcuni secondi prima di sputarla.

9. **Zuppa di pollo** :
   - La zuppa di pollo calda può fornire nutrimento, idratazione e conforto ai bambini con raffreddore e influenza. La zuppa di pollo fatta in casa con verdure contiene sostanze nutritive che supportano la funzione immunitaria e favoriscono la guarigione.

10. **Una corretta alimentazione** :
    - Offri a tuo figlio una dieta equilibrata ricca di frutta, verdura, cereali integrali e proteine magre per sostenere il suo sistema immunitario e la salute generale. Limita gli snack zuccherati e gli alimenti

trasformati che possono indebolire il sistema immunitario.

11. **Incoraggiare il soffio nasale** :
   - Insegna a tuo figlio come soffiarsi delicatamente il naso per aiutare a eliminare la congestione e alleviare il disagio. Fornire fazzoletti morbidi o salviette per prevenire l'irritazione della pelle attorno al naso.

12. **Impacchi caldi** :
   - Applicare una salvietta calda e umida sulla fronte, sui seni o sul torace del bambino per alleviare la congestione, alleviare la tensione muscolare e fornire comfort.

Consulta sempre il pediatra di tuo figlio prima di somministrargli qualsiasi rimedio casalingo, soprattutto se tuo figlio ha problemi di salute preesistenti o sta assumendo farmaci. Inoltre, monitora attentamente i sintomi di tuo figlio e consulta un medico se peggiorano o persistono per un periodo prolungato.

Rimedi sicuri ed efficaci per i bambini possono aiutare ad alleviare i sintomi del raffreddore e dell'influenza, sostenendo al contempo il loro sistema immunitario e il benessere generale. Ecco alcuni rimedi consigliati:

1. **Idratazione** :
   - Incoraggia tuo figlio a bere molti liquidi come acqua, tisane, succhi di frutta diluiti e brodi chiari per rimanere idratato e aiutare a sciogliere il muco.

2. **Riposo** :
   - Assicurati che tuo figlio riposi molto per supportare il processo di guarigione del suo corpo. Consentire loro di restare a casa da scuola o dall'asilo per riposarsi e riprendersi completamente.

3. **Gocce saline nasali** :
   - Usa gocce nasali saline o spray per alleviare la congestione nasale e pulire il muco dai passaggi nasali del tuo bambino. Le gocce saline sono sicure e delicate per i bambini di tutte le età.

4. **Umidificatore** :
   - Usa un umidificatore a nebbia fredda nella stanza di tuo figlio per aggiungere umidità all'aria e aiutare ad alleviare la congestione, la tosse e il mal di gola. Pulire regolarmente l'umidificatore per prevenire la crescita di muffe e batteri.

5. **Liquidi caldi** :
   - Offrire liquidi caldi come tisane, acqua tiepida con miele o brodo di pollo per lenire il mal di gola, alleviare la tosse e fornire conforto.

6. **Miele** :
   - Per i bambini di età superiore a un anno, il miele può aiutare ad alleviare la tosse e lenire il mal di gola. Offri un cucchiaino di miele da solo o mescolalo con acqua tiepida o tisana. Non dare il miele ai bambini di età inferiore a un anno a causa del rischio di botulismo infantile.

7. **Zuppa di pollo** :
   - La zuppa di pollo calda può fornire nutrimento, idratazione e conforto ai bambini con raffreddore e influenza. La zuppa di pollo fatta in casa con verdure contiene sostanze nutritive che supportano la funzione immunitaria e favoriscono la guarigione.

8. **Una corretta alimentazione** :
   - Offri a tuo figlio una dieta equilibrata ricca di frutta, verdura, cereali integrali e proteine magre per sostenere il suo sistema immunitario e la salute generale. Limita gli snack zuccherati e gli alimenti trasformati che possono indebolire il sistema immunitario.

9. **Lavaggio frequente delle mani** :
   - Incoraggia tuo figlio a lavarsi spesso le mani con acqua e sapone per prevenire la diffusione di germi e ridurre il rischio di infezione.

10. **Bagni caldi** :
    - Un bagno caldo può aiutare a rilassare i muscoli del tuo bambino, alleviare la congestione e fornire un comfort rilassante. Aggiungere qualche goccia di olio essenziale di eucalipto o lavanda all'acqua del bagno per un ulteriore supporto respiratorio e relax.

11. **Sollevare la testa** :
    - Solleva la testa del tuo bambino mentre dorme per alleviare la congestione e favorire una migliore respirazione. Utilizzare cuscini extra o alzare leggermente la testata del letto per ottenere un'elevazione confortevole.

12. **Farmaci da banco** :
    - Usa farmaci da banco come paracetamolo o ibuprofene per bambini per ridurre la febbre e alleviare il dolore se raccomandato dal pediatra di tuo figlio. Segui attentamente le istruzioni di dosaggio in base all'età e al peso del tuo bambino.

Consulta sempre il pediatra di tuo figlio prima di somministrargli qualsiasi rimedio casalingo o farmaco da banco, soprattutto se tuo figlio ha patologie preesistenti o sta assumendo farmaci. Inoltre, monitora attentamente i sintomi di tuo figlio e consulta un medico se peggiorano o persistono per un periodo prolungato.

Il dosaggio e le precauzioni per la somministrazione dei rimedi ai bambini sono essenziali per garantirne la sicurezza e l'efficacia. Ecco alcune linee guida generali:

1. **Dosaggio** :
   - Segui sempre le istruzioni sul dosaggio raccomandato fornite sulla confezione del prodotto o come indicato dal medico di tuo figlio. I dosaggi possono variare in base all'età, al peso e alle condizioni di salute specifiche del bambino.

2. **Adeguatezza all'età** :
   - Controlla le raccomandazioni sull'età per ciascun rimedio per assicurarti che sia adatto alla fascia d'età di tuo figlio. Alcuni rimedi potrebbero non essere sicuri per neonati o bambini piccoli, mentre altri potrebbero avere formulazioni specifiche per diverse fasce di età.

3. **Considerazione sul peso** :
   - Presta attenzione alle raccomandazioni sul dosaggio in base al peso di tuo figlio, in particolare per farmaci e integratori. Utilizza una tabella di dosaggio pediatrica o consulta il medico di tuo figlio se non sei sicuro del dosaggio appropriato.

4. **Amministrazione** :
   - Amministrare i rimedi nella forma e nel metodo appropriati come indicato. Ad esempio, potrebbe essere necessario somministrare alcuni farmaci con il cibo per ridurre i disturbi di stomaco, mentre altri potrebbero dover essere diluiti in acqua o succo per facilitarne l'ingestione.

5. **Frequenza** :
   - Seguire la frequenza di dosaggio raccomandata per ciascun rimedio. Evita di somministrare farmaci o integratori più frequentemente di quanto raccomandato a meno che non sia consigliato dal medico di tuo figlio.

6. **Precauzioni** :
   - Sii consapevole di eventuali effetti collaterali o controindicazioni associati ai rimedi che stai utilizzando. Monitorare attentamente il bambino per eventuali reazioni avverse e interrompere l'uso se necessario.

7. **Allergie e sensibilità** :
   - Sii consapevole di eventuali allergie o sensibilità che tuo figlio potrebbe avere verso gli ingredienti dei rimedi. Controlla le etichette dei prodotti per informazioni sugli allergeni e consulta il medico di tuo figlio in caso di dubbi.

8. **Interazione con i farmaci** :
   - Se tuo figlio sta assumendo farmaci su prescrizione, consulta il suo medico prima di somministrargli qualsiasi rimedio o integratore da banco per evitare potenziali interazioni.

9. **Archiviazione** :
   - Conservare i rimedi in modo sicuro fuori dalla portata dei bambini e secondo le istruzioni del produttore. Conservare i farmaci e gli integratori nella confezione originale e lontano da fonti di calore, umidità e luce solare diretta.

10. **Richiedi consiglio medico** :
    - In caso di domande o dubbi sul dosaggio, sulla somministrazione o sulle precauzioni di sicurezza, consultare l'operatore sanitario di vostro figlio prima di somministrare qualsiasi rimedio. Possono fornire una guida personalizzata in base alle esigenze individuali e allo stato di salute di tuo figlio.

Seguendo il dosaggio e le precauzioni corretti, puoi garantire l'uso sicuro ed efficace dei rimedi per i sintomi del raffreddore e dell'influenza del tuo bambino. Dai sempre priorità alla sicurezza e al benessere di tuo figlio e chiedi consiglio al medico se hai dubbi o preoccupazioni.

Capitolo 12

Quando rivolgersi al medico

È importante monitorare attentamente i sintomi di tuo figlio e consultare un medico se si verifica una delle seguenti condizioni:

1. **Febbre alta** :
   - Se tuo figlio ha la febbre pari o superiore a 38 °C (100,4 ° F), soprattutto se ha meno di tre mesi, consulta il medico. La febbre persistente o alta può indicare un'infezione più grave che potrebbe richiedere cure mediche.

2. **Difficoltà di respirazione** :
   - Se tuo figlio ha difficoltà a respirare, respiro accelerato o respiro sibilante, consulta immediatamente un medico. Questi sintomi possono indicare difficoltà respiratoria o infezione che richiede una valutazione e un trattamento tempestivi.

3. **Sintomi gravi o persistenti** :
   - Se i sintomi di tuo figlio sono gravi, peggiorano o persistono per più di pochi giorni, consulta il suo medico. Ciò include sintomi come tosse grave,

dolore toracico, vomito persistente o affaticamento estremo.

4. **Disidratazione** :
   - Prestare attenzione ai segni di disidratazione, tra cui diminuzione della produzione di urina, secchezza delle fauci, occhi infossati, letargia o sete eccessiva. Se sospetti che tuo figlio sia disidratato, consulta immediatamente il medico, soprattutto se non riesce a tollerare i liquidi o soffre di diarrea o vomito.

5. **Grave dolore o disagio** :
   - Se tuo figlio avverte un forte dolore, disagio o angoscia, chiedi consiglio al medico. Ciò può includere forte mal di testa, dolore alle orecchie, dolore addominale o qualsiasi altro dolore localizzato che causa un disagio significativo.

6. **Sintomi persistenti ad alto rischio** :
   - Se tuo figlio ha condizioni di salute preesistenti come asma, diabete o disturbi immunitari, o se è a maggior rischio di complicazioni a causa della sua età (ad esempio, neonati, anziani), consulta il suo medico per indicazioni sulla gestione dei sintomi e quando rivolgersi al medico.

7. **Sintomi insoliti** :
   - Se il bambino sviluppa sintomi o reazioni insoliti a rimedi o farmaci, come eruzione cutanea, gonfiore, vertigini o cambiamenti comportamentali, interrompere il trattamento e consultare un medico.

8. **Preoccupazioni o domande** :
   - Se hai dubbi o domande sulle condizioni, i sintomi o il trattamento di tuo figlio, non esitare a contattare il suo medico per indicazioni e consigli. Fidati del tuo istinto di genitore e chiedi assistenza medica se ritieni che le condizioni di tuo figlio lo giustifichino.

È sempre meglio peccare per eccesso di cautela e consultare un medico se non sei sicuro dei sintomi di tuo figlio o se hai dubbi sulla sua salute e sul suo benessere. L'operatore sanitario di tuo figlio può fornire indicazioni e raccomandazioni personalizzate in base alle sue esigenze e circostanze individuali.

I segni di complicazioni durante un raffreddore o un'influenza che potrebbero richiedere cure mediche includono:

1. **Febbre alta** :
   - Una febbre persistente di 38°C (100,4°F) o superiore, soprattutto nei bambini di età inferiore a tre mesi, richiede cure mediche. La febbre alta può indicare un'infezione o una complicanza più grave.

2. **Difficoltà di respirazione** :
   - Difficoltà di respirazione, respiro rapido o superficiale, respiro sibilante o dolore toracico durante la respirazione possono indicare complicazioni respiratorie come polmonite o bronchite.

3. **Tosse persistente** :
   - Una tosse che persiste per più di due settimane o peggiora nel tempo, soprattutto se produce muco denso, giallo o verde, può indicare un'infezione o una complicanza respiratoria.

4. **Forte mal di testa** :
   - Mal di testa intenso o persistente, soprattutto se accompagnato da febbre, torcicollo, sensibilità alla luce, confusione o cambiamenti dello stato mentale, può indicare meningite o un'altra condizione grave.

5. **Grave mal di gola** :
   - Forte dolore alla gola, difficoltà a deglutire o incapacità di aprire completamente la bocca possono indicare tonsillite, mal di gola o un'altra infezione batterica che richiede una valutazione medica.

6. **Dolore all'orecchio** :
   - Il dolore persistente all'orecchio, soprattutto accompagnato da febbre, drenaggio dall'orecchio o alterazioni dell'udito, può indicare un'infezione all'orecchio che richiede un trattamento medico.

7. **Dolore al petto** :
   - Dolore o fastidio al torace, soprattutto se peggiora con la respirazione profonda o la tosse, può indicare un'infiammazione della parete toracica (costocondrite), pleurite o altre complicazioni polmonari.

8. **Disidratazione** :
   - Segni di disidratazione, come secchezza delle fauci, diminuzione della produzione di urina, occhi infossati, letargia o sete estrema, possono verificarsi se il bambino non è in grado di bere abbastanza liquidi a causa di una malattia.

9. **Peggioramento dei sintomi** :
   - Qualsiasi sintomo che peggiora nel tempo o non migliora con i rimedi casalinghi, come febbre persistente, tosse, affaticamento o debolezza, può indicare la necessità di una valutazione medica.

10. **Livello di attività diminuito** :
    - Una diminuzione significativa del livello di attività, energia o reattività del bambino, soprattutto se accompagnata da altri sintomi preoccupanti, può indicare una malattia o una complicazione più grave.

11. **Convulsioni** :
    - Convulsioni, convulsioni o perdita di coscienza possono verificarsi in casi gravi di influenza o altre infezioni e richiedono cure mediche immediate.

Se noti uno di questi segni di complicazioni o hai dubbi sulla salute di tuo figlio, è importante consultare immediatamente un medico. L'operatore sanitario di tuo figlio può valutare i sintomi, fornire un trattamento appropriato e aiutare a prevenire ulteriori complicazioni.

Consultare un operatore sanitario è essenziale se osservi uno dei seguenti segnali relativi o se hai dubbi o domande sulla salute di tuo figlio durante un raffreddore o un'influenza:

1. **Febbre alta persistente** :
   - Se tuo figlio ha la febbre pari o superiore a 38 °C (100,4 ° F) che persiste per più di qualche giorno, soprattutto se ha meno di tre mesi, consulta il tuo medico per assistenza.

2. **Difficoltà di respirazione** :
   - Se il bambino avverte difficoltà di respirazione, respiro accelerato, respiro sibilante o dolore al torace durante la respirazione, consultare immediatamente un medico poiché potrebbe indicare complicazioni respiratorie.

3. **Sintomi gravi** :
   - Se tuo figlio manifesta sintomi gravi come forte mal di testa, vomito persistente, dolore toracico o confusione, consulta un operatore sanitario per la valutazione e il trattamento.

4. **Disidratazione** :
   - Segni di disidratazione come secchezza delle fauci, diminuzione della produzione di urina, occhi infossati, letargia o sete estrema richiedono una

valutazione medica e possono richiedere la somministrazione di liquidi per via endovenosa.

5. **Peggioramento dei sintomi** :
   - Se i sintomi di tuo figlio peggiorano o non migliorano con i rimedi casalinghi, o se sviluppano sintomi nuovi o insoliti, consulta il tuo medico per una valutazione e una gestione adeguata.

6. **Condizioni di salute sottostanti** :
   - Se tuo figlio ha condizioni di salute preesistenti come asma, diabete o disturbi immunitari, o se è a maggior rischio di complicazioni a causa della sua età o della sua storia medica, consulta il suo medico per una guida e una gestione personalizzate.

7. **Preoccupazioni o domande** :
   - Se hai dubbi, domande o incertezze sulla salute, sui sintomi o sul trattamento di tuo figlio, non esitare a contattare il suo medico per consigli e rassicurazioni.

8. **Interazioni con farmaci o integratori** :
   - Se tuo figlio sta assumendo farmaci o integratori su prescrizione, consulta il proprio medico prima di somministrare qualsiasi rimedio da banco per evitare potenziali interazioni o effetti avversi.

9. **Misure preventive** :
 - Consultare un operatore sanitario può anche essere utile per avere indicazioni su misure preventive come vaccinazioni, corretta igiene delle mani e raccomandazioni sullo stile di vita per ridurre il rischio di raffreddore e influenza.

10. **Assistenza successiva** :
 - Rivolgiti al medico di tuo figlio come raccomandato, soprattutto se i sintomi persistono o se presentano infezioni o complicazioni ricorrenti.

Consultando un operatore sanitario, puoi ricevere una guida esperta, rassicurazioni e una gestione adeguata per i problemi di salute di tuo figlio, garantendo il suo benessere e un pronto recupero da raffreddore e influenza.

Conclusione

In conclusione, raffreddore e influenza sono infezioni virali comuni che possono colpire i bambini, causando sintomi come febbre, tosse, congestione e mal di gola. Sebbene queste malattie siano generalmente lievi e autolimitanti, a volte possono portare a complicazioni, soprattutto nei bambini piccoli o in quelli con patologie preesistenti. Tuttavia, con cure e gestione adeguate, la maggior parte dei bambini può riprendersi completamente dal raffreddore e dall'influenza senza complicazioni.

I rimedi casalinghi naturali possono fornire un sollievo sicuro ed efficace dai sintomi, supportare la funzione immunitaria e promuovere il benessere generale nei bambini. Dall'idratazione e riposo ai rimedi erboristici, alla terapia del vapore e agli esercizi delicati, esistono varie strategie che i genitori possono utilizzare per alleviare il disagio e aiutare il proprio bambino a riprendersi più rapidamente.

È essenziale che i genitori stiano attenti ai segni di complicazioni e richiedano assistenza medica se i sintomi del loro bambino peggiorano o se hanno dubbi sulla sua salute. Consultare un operatore sanitario può fornire rassicurazione, guida e un trattamento adeguato per garantire il miglior risultato possibile per il bambino.

Seguendo misure preventive, promuovendo buone pratiche igieniche e fornendo cure di supporto, i genitori possono aiutare a proteggere i propri figli da raffreddore e influenza, sostenendo al contempo la loro salute e il loro benessere durante tutto l'anno. Con la giusta attenzione e cura, i bambini possono riprendersi dalla malattia e continuare a prosperare.

Ecco un riepilogo dei punti chiave riguardanti la gestione del raffreddore e dell'influenza nei bambini:

1. **Comprendere raffreddore e influenza** :
   - Raffreddore e influenza sono infezioni virali comuni nei bambini caratterizzate da sintomi quali febbre, tosse, congestione e mal di gola.

2. **Importanza dei rimedi casalinghi naturali** :
   - I rimedi casalinghi naturali possono fornire un sollievo sicuro ed efficace dai sintomi, supportare la

funzione immunitaria e promuovere il benessere generale nei bambini.

3. **Misure preventive** :
   - Misure preventive come una corretta igiene delle mani, vaccinazioni e abitudini di vita sane possono aiutare a ridurre il rischio di raffreddore e influenza nei bambini.

4. **Idratazione e Riposo** :
   - Garantire un'adeguata idratazione e riposo è essenziale per sostenere i naturali processi di guarigione del corpo e favorire il recupero dalle malattie.

5. **Rimedi e integratori erboristici** :
   - Rimedi erboristici e integratori come miele, echinacea, vitamina C e zinco possono aiutare ad alleviare i sintomi e supportare la funzione immunitaria nei bambini.

6. **Pratiche igieniche** :
   - Praticare buone abitudini igieniche come lavarsi spesso le mani, coprire tosse e starnuti ed evitare il contatto ravvicinato con persone malate può aiutare a prevenire la diffusione di raffreddore e influenza.

7. **Consultare un operatore sanitario** :
   - I genitori dovrebbero consultare un operatore sanitario se i sintomi del loro bambino peggiorano, persistono o se hanno dubbi sulla sua salute. Potrebbe essere necessario un pronto intervento medico in caso di sintomi gravi o complicanze.

8. **Monitoraggio delle complicazioni** :
   - I genitori dovrebbero monitorare attentamente il loro bambino per segni di complicazioni come febbre alta, difficoltà respiratorie, forte mal di testa o disidratazione e consultare un medico se necessario.

9. **Assistenza successiva** :
   - Potrebbero essere necessarie cure di follow-up da parte di un operatore sanitario, soprattutto se i sintomi persistono o se il bambino presenta condizioni di salute preesistenti.

10. **Promozione del benessere generale** :
    - Sostenere il benessere generale di un bambino attraverso un'alimentazione sana, un sonno adeguato, un esercizio fisico regolare e un sostegno emotivo può aiutare a rafforzare il suo sistema immunitario e la resilienza contro le malattie.

Essendo consapevoli di questi punti chiave e implementando strategie adeguate, i genitori possono gestire efficacemente raffreddore e influenza nei bambini e promuovere la loro salute e il loro benessere durante tutto l'anno.

Potenziare le pratiche di auto-cura per il raffreddore e l'influenza può aiutare le persone a farsi carico della propria salute e del proprio benessere, gestendo i sintomi e promuovendo il recupero. Ecco alcune pratiche di auto-cura per raffreddore e influenza:

1. **Rimani idratato** :
   - Bevi molti liquidi come acqua, tisane, brodi chiari e bevande ricche di elettroliti per rimanere idratato e aiutare a sciogliere il muco.

2. **Riposa e dormi** :
   - Riposati e dormi molto per supportare i naturali processi di guarigione del corpo e risparmiare energia per combattere le infezioni.

3. **Dieta nutriente** :
   - Segui una dieta equilibrata ricca di frutta, verdura, cereali integrali e proteine magre per

fornire nutrienti essenziali che supportano la funzione immunitaria e la salute generale.

4. **Rimedi erboristici** :
   - Utilizzare rimedi erboristici come miele, zenzero, aglio ed echinacea per alleviare i sintomi e supportare la funzione immunitaria.

5. **Liquidi caldi** :
   - Bevi liquidi caldi come tisane, acqua tiepida con miele e limone o brodo di pollo per lenire il mal di gola, alleviare la congestione e dare conforto.

6. **Terapia del vapore** :
   - Utilizzare la terapia del vapore inalando vapore da una doccia calda o da una ciotola di acqua calda con oli essenziali per alleviare la congestione e favorire una respirazione più facile.

7. **Irrigazione nasale** :
   - Utilizzare l'irrigazione nasale salina o gli spray nasali salini per aiutare a pulire i passaggi nasali e alleviare la congestione.

8. **Umidificazione** :
   - Utilizza un umidificatore in casa per aggiungere umidità all'aria e prevenire la secchezza, che può esacerbare i sintomi respiratori.

9. **Sollievo dal dolore** :
   - Utilizzare antidolorifici da banco come paracetamolo o ibuprofene per ridurre la febbre e alleviare dolori e dolori, se necessario.

10. **Limite esposizione** :
    - Evitare il contatto ravvicinato con individui malati e praticare buone abitudini igieniche come il lavaggio frequente delle mani per prevenire la diffusione di virus del raffreddore e dell'influenza.

11. **Gestisci lo stress** :
    - Pratica tecniche di riduzione dello stress come la respirazione profonda, la meditazione, lo yoga o esercizi delicati per aiutare a gestire lo stress e supportare la funzione immunitaria.

12. **Monitora i sintomi** :
    - Tieni traccia dei tuoi sintomi e consulta un medico se peggiorano o se hai dubbi sulla tua salute.

Incorporando queste pratiche di auto-cura nella tua routine, puoi potenziarti per gestire efficacemente i sintomi del raffreddore e dell'influenza, sostenere il tuo sistema immunitario e promuovere il benessere generale. Tuttavia, se i sintomi persistono o peggiorano, è importante consultare un operatore sanitario per una valutazione e un trattamento adeguati.

www.ingramcontent.com/pod-product-compliance
Lightning Source LLC
Chambersburg PA
CBHW052211220526
45471CB00004B/1910